Hennig

Fit mit der Hennig-Methode

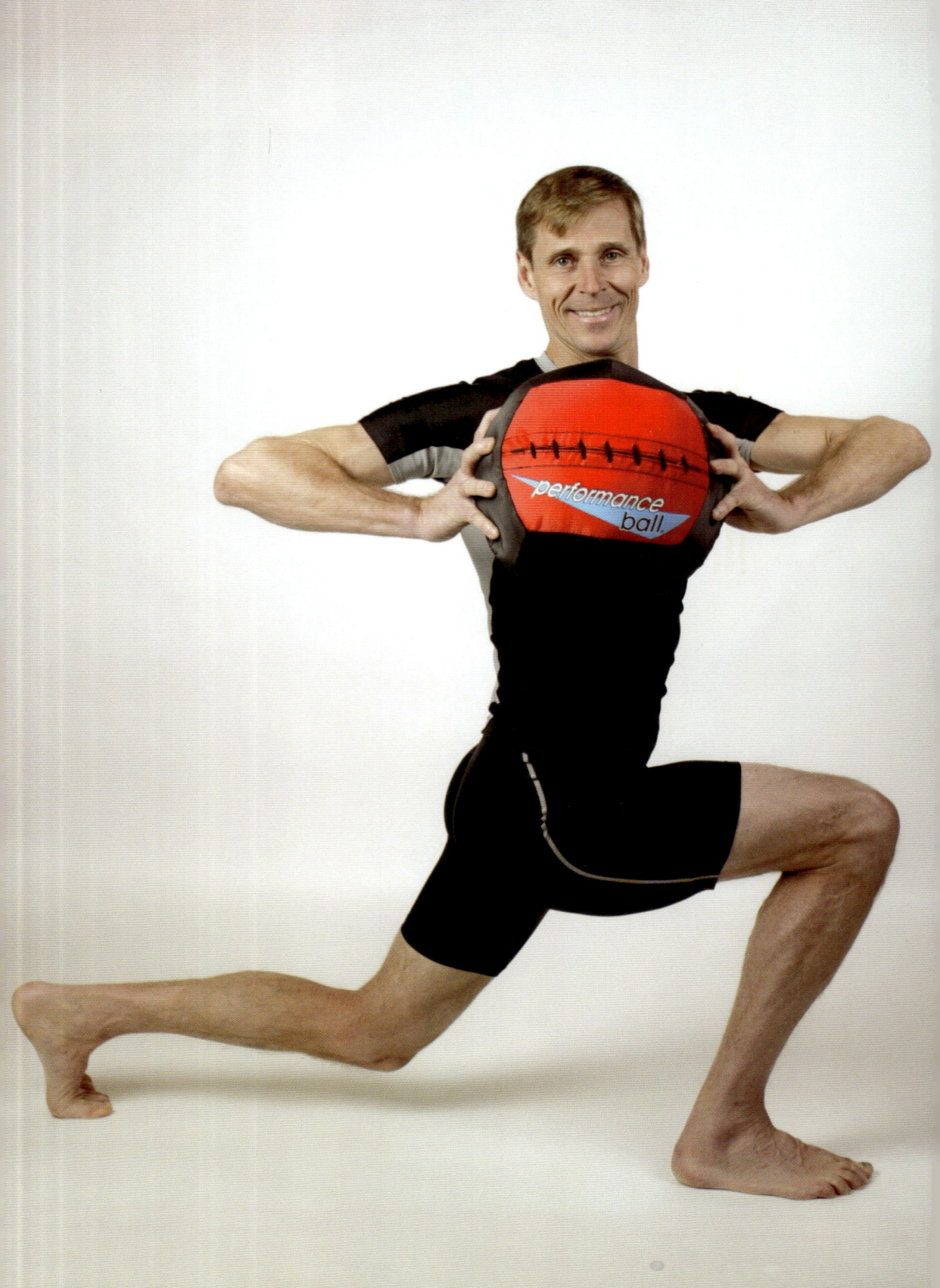

Ralf Hennig

Fit mit der Hennig Methode

Mit einem Vorwort von Bill Clinton

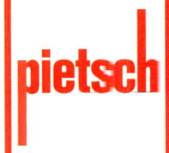

Einbandgestaltung: Sven Rauert
Titelbild: Anna Tuller

Bildnachweis:
Marc Hujer: S. 7
Alle übrigen Fotos stammen von Anna Tuller (*www.tuller-fotoart.de*).

Modelnachweis: Estelle Bianca, Tatjana, Christoph, Nadine, Tanita, Mario, Patricia, Ruben, Jakob.

Aus dem Amerikanischen übersetzt von Dietmar Pörner (*www.redwerkstatt.de*).

Eine Haftung des Autors oder des Verlages und seiner Beauftragten für Personen-, Sach- und Vermögensschäden ist ausgeschlossen.

ISBN 978-3-613-50624-4

1. Auflage 2010

Sie finden uns im Internet unter: www.pietsch-verlag.de

Lektor: Oliver Schwarz
Innengestaltung: WS-Linke, Karlsruhe
Druck und Bindung: Vychodoslovenske Tlaciarne, 04267 Kosice
Printed in Slowak Republic

Inhalt

Vorwort von Bill Clinton

Vor sieben Jahren habe ich das Training mit Ralf Hennig begonnen. Eigentlich dachte ich bis dahin, dass ich trotz einigen Pfunden an Übergewicht in einer ziemlich guten Verfassung sei. Ralf meinte, dass er an meiner Kraft, am Gleichgewicht und meiner Flexibilität arbeiten wolle und dass die Gewichtsabnahme mit der Zeit schon kommen würde, wenn ich mit meiner veränderten Ernährung weitermachte. Er sagte, dass wir leichte Übungen mit Gewichten machen, aber den Schwerpunkt auf Flexibilität, Gleichgewicht und die Kraft in allen Muskelgruppen legen werden.

In der ersten Sitzung merkte ich sehr schnell, dass ich trotz jahrelangen Joggings, Golfspielens und den vielen anderen körperlichen Aktivitäten eigentlich doch schwach, nicht sehr beweglich und so gar nicht im Gleichgewicht war. Als Ralf dann mit mir zu trainieren begann, zeigte sich mir sehr schnell, wo meine Grenzen liegen, und als ich gelernt hatte, was man dagegen alles unternehmen kann, habe ich auch schnell den Unterschied gefühlt. Meine Kraft und Beweglichkeit nahmen zu und meine Körperhaltung wurde besser. Den größten Fortschritt erzielte ich bei meinem Gleichgewicht, mit dem ich schon immer meine Schwierigkeiten hatte. Bis ich 22 Jahre alt war, fuhr ich weder regelmäßig Fahrrad noch Wasserski. Beim Skifahren verletzte ich mein Knie so sehr, dass ich für drei Monate außer Gefecht gesetzt war. Heute kann ich alle Dehnungen und Übungen sogar auf einem Bein ausführen. Mit meinen 64 Jahren ist das sehr wichtig. Die Winter hier in New York sind sehr lang und in jedem der letzten drei kalten Winter, hat es mich auf dem Eis hingelegt. Aber das letzte Mal bin ich, dank meines neuen Gleichgewichtsinns, den ich mittlerweile durch Ralf gewonnen habe, nicht mehr gestürzt. Mehr als 60 Jahre alte gebrochene Knochen brauchen lange, um zu heilen. Dank der Übungen und des Trainings, konnte ich weitere Stürze vermeiden.

Viele der Bewegungen in diesem Buch sehen sehr einfach aus. Einige davon sind es auch. Wenn Sie diese aber richtig anwenden, dann werden sie Ihnen nützlich und hilfreich sein. Sie wurden so entwickelt, damit Sie zu jedem Zeitpunkt damit beginnen können. Es spielt keine Rolle, in welchem Alter Sie starten oder auf welchem Fitnesslevel Sie sind. Und wenn Ihnen das Training einmal zu leicht sein sollte, dann können Sie jederzeit die Wiederholungen intensivieren und Schwierigkeitsstufen nach oben setzen.

Die Übungen können Sie mit einem leichten Medizin- oder einem Wasserball sowie mit leichten Gewichten an den Handgelenken ausführen. Jedoch empfehle ich Ihnen, dass Sie sich den *Performance-Ball* besorgen, den Ralf eigens entwickelt hat. Dieser hat genau das richtige Gewicht, und mit seiner weichen und griffigen Hülle ist er einzigartig und ideal für die Kraft in Ihrem Unterarm und für Ihr Gleichgewicht.

Der Schlüssel zu Ihrem Erfolg liegt in Ihrer Ausdauer. Seien Sie nicht ungeduldig. Manche von uns, wie ich zum Beispiel, sind sehr beschäftigt. Nehmen Sie sich trotzdem die Zeit, um etwas für Ihren Körper und Geist zu tun. Drei bis fünf Mal pro Woche mit dem *Performance-Ball* zu üben, genügt und Sie werden besser aussehen und sich um vieles besser fühlen.

William Jefferson „Bill" Clinton
42. Präsident der USA

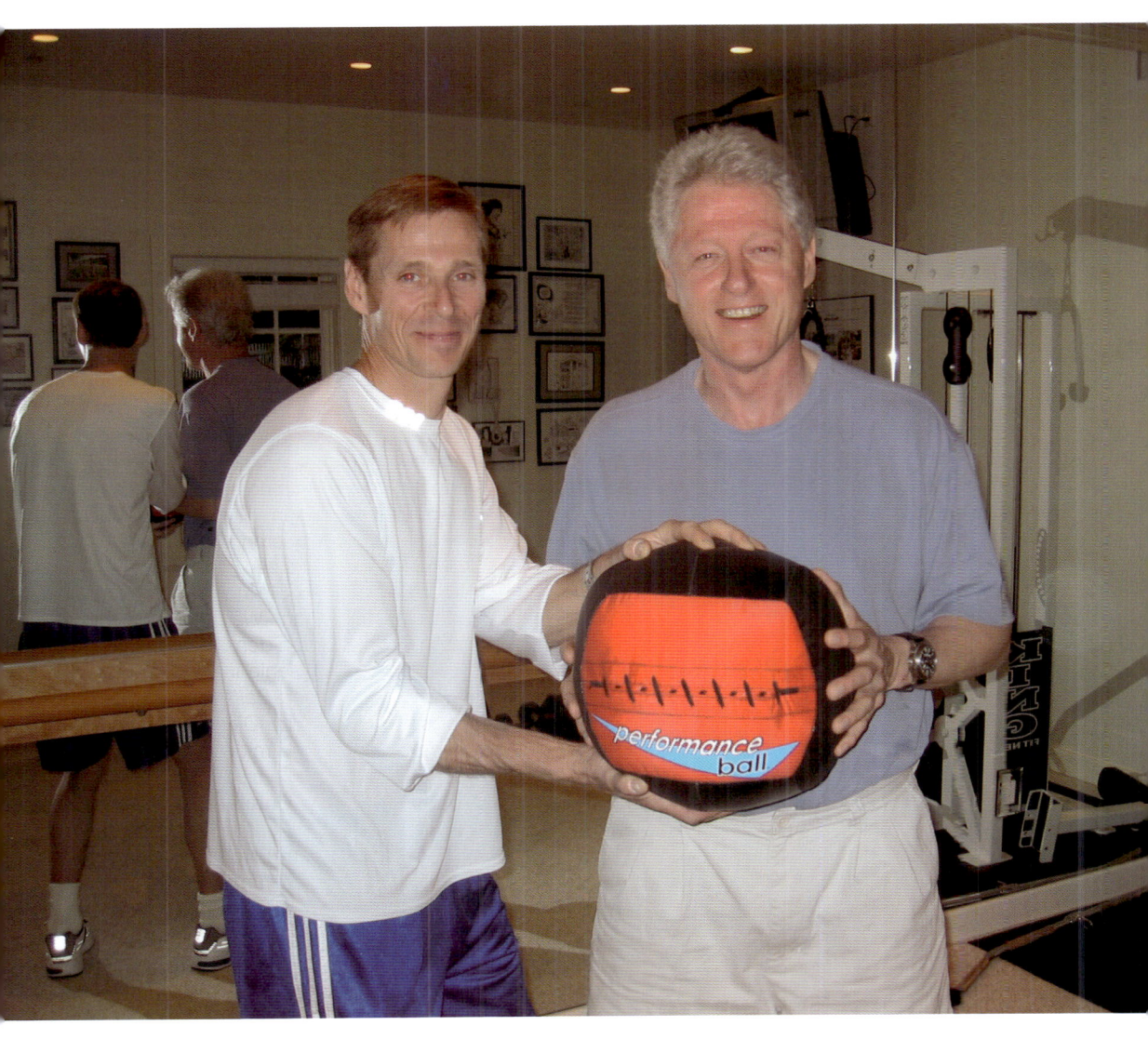

Einführung

Nicht erst die Wissenschaft hat es an den Tag gebracht, dass unsere Körper für die Bewegung geschaffen sind. Ohne Bewegung geht es dem Körper schlecht. Für unsere Mobilität haben wir Knochen, Gelenke, Muskeln, die uns in Bewegung halten, und ein Nervensystem, das alles überwacht. Unser Körper ist perfekt entwickelt und alle seine Teile sind exakt aufeinander abgestimmt. Wir haben sie, damit wir uns richtig bewegen können und nicht um etwa still und träge herumzusitzen. Leider verlieren viele Menschen mit der Zeit diese wertvolle Fähigkeit. Zu viele Menschen entwickeln heute Schwächen, die sie vorher nicht kannten, werden steif und bekommen Schmerzen, weil sie sich einfach nicht mehr genug bewegen. Zu viel Sitzen lässt Jahr für Jahr unsere Muskeln und Gelenke verkümmern und schwach werden.

Ein persönliches Wort vorab

In Amerika ist die Anrede „Du" ganz selbstverständlich, auch wenn wir diese nicht so wie im Deutschen gebrauchen. Wenn ich als Personal Trainer den Präsidenten der Vereinigten Staaten trainiere, dann duzen wir uns – ob in der Air Force One oder anderswo auf der Erde. In diesem Buch halte ich es daher mit Ihnen genauso.
Hallo, ich freue mich Dich kennen zu lernen. Mein Name ist Ralf.

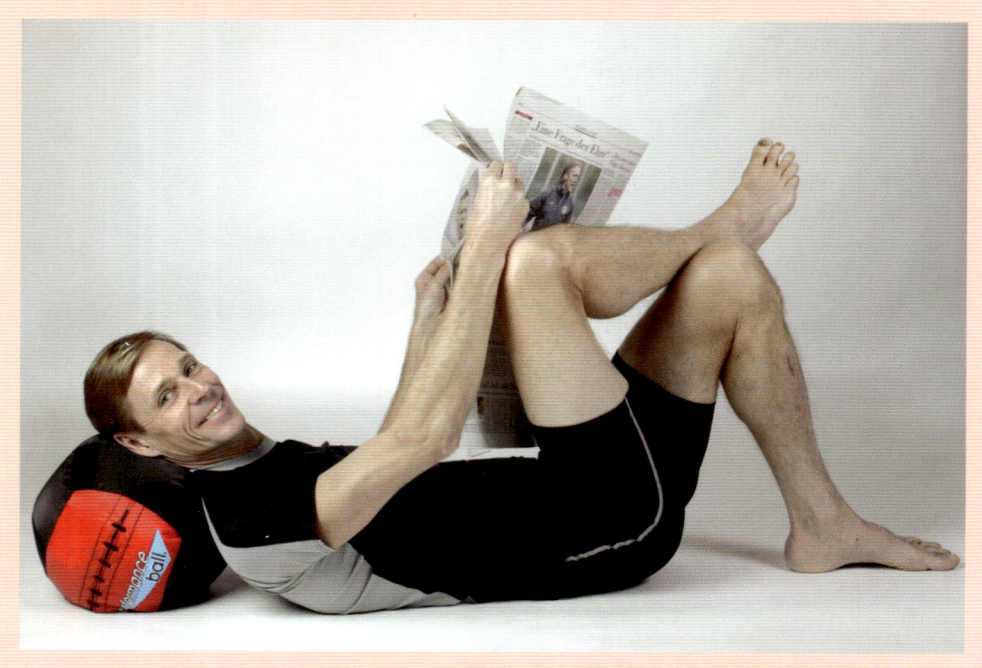

Das Überanstrengen des Körpers mit den immer gleichen Alltagsbelastungen führt rasch zu körperlicher Unausgeglichenheit und so zu einem sehr viel höheren Verletzungsrisiko. Aber auch zu viel Anstrengung, begleitet von Schlafmangel und einer unausgewogenen Ernährung, kann Deine Gesundheit ruinieren. Du brauchst ausreichend Zeit, um Dich zu erholen und zu regenerieren. Dies geschieht, während Du nachts tief und fest schläfst.

Auf jede denkbare Art und Weise verlierst Du langsam aber sicher Kraft, Beweglichkeit und Ausdauer, solange Du nicht endlich damit anfängst, Dich sinnvoll zu bewegen. Diese einfache Chance, etwas für die eigene Gesundheit zu tun, lassen viele Menschen so lange ungenutzt, bis sie die körperlichen Einschränkungen zu spüren bekommen. Unsere Leistungsfähigkeit wird immer geringer und wir verlieren schließlich das Vertrauen, dass wir Tätigkeiten, die wir früher einmal beherrschten, überhaupt noch einmal in Angriff nehmen können.

Vielleicht kannst Du die wachsende Unbeweglichkeit und die Schmerzen in Deinen Muskeln und Gelenken eine Weile ignorieren. Irgendwann einmal aber wirst Du den Konsequenzen daraus nicht mehr aus dem Wege gehen können. Vielleicht musst Du eines Tages aufhören, Tennis zu spielen, obwohl Du Tennis eigentlich liebst. Vielleicht musst Du Dir eine Haushaltshilfe suchen, weil Du Dich wegen der Schmerzen in den Hüften und Knien nicht mehr richtig bücken kannst. Einige Menschen verkaufen sogar ihre Häuser und ziehen in eine ebenerdige Wohnung, um nicht mehr Treppen steigen zu müssen.

Schmerzen sind der deutlichste Hinweis darauf, das sich die Einsatzfähigkeit eines Teils Deines Körpers, vielleicht im Laufe von vielen Jahren, dramatisch verschlechtert hat. Wenn Du Deine Kraft nicht regelmäßig trainierst, sodass Du Dein eigenes Gewicht irgendwann nicht mehr selbst tragen kannst, wenn Du nicht ständig an Deiner Flexibilität und Fitness arbeitest, wirst Du eines Tages die Folgen zu spüren bekommen. Es kann Jahre dauern, aber das Ignorieren der grundlegenden Fitnessbedürfnisse Deines Körpers wird früher oder später zum körperlichen Zusammenbruch und zu seelischen Depressionen führen.

Bevor Du mit meinem Programm startest, denke immer daran: Wenn der Mensch nur sitzt und sich ausruht, stirbt er einen langsamen aber sicheren Tod.

Glücklicherweise kann man sich von körperlicher Steifheit und Schmerzen selbst befreien. Selbst dann, wenn Deine Bewegungsfähigkeit bereits eingeschränkt sein sollte, kannst Du Deine Kraft und Beweglichkeit wiedererlangen. Damit Dein Körper aber in einer guten Kondition bleibt, verlangt er nach einem regelmäßigen Training. Dieses Buch zeigt Dir, wie Du den für Deine Gesundheit und Dein Wohlbefinden nötigen Fitnesslevel erreichen kannst.

Ich habe „Fit mit der Hennig-Methode" nicht geschrieben, um einen weiteren der meist nur kurzlebigen Fitnesstrends auf den Markt zu bringen, sondern um Dir zu beweisen, dass alle, egal ob Mann oder Frau, Jung oder Alt, Kranke oder Gesunde jederzeit ihren Lebensstil ändern können, um ihre Ausgeglichenheit, Fitness und physische Leistungsfähigkeit langfristig zu stärken.

Meine Methode – das Ergebnis von 30 Jahren Erfahrung

Ich arbeite seit 30 Jahren in der Fitnessbranche und habe in dieser Zeit sowohl Spitzenathleten trainiert, als auch in ihrer Beweglichkeit stark eingeschränkte Menschen, die es schließlich geschafft haben, ihre Rollstühle wieder zu verlassen. Ich habe mit Vorsitzenden großer Unternehmen zusammengearbeitet, die es sich finanziell leisten können, einen persönlichen Fitnesstrainer rund um die Uhr einfliegen zu lassen. Und ich habe auch ganze Klassen in meiner kleinen Heimatstadt in der Nähe von New York unterrichtet. Ich habe als Therapeut in der physischen Rehabilitation gearbeitet, als Personal Coach oder als Profitrainer der Fußballmannschaft der Red Bulls New York – doch am Beginn meines beruflichen Lebensweges stand die Ausbildung zum Koch.

Mein Vater hatte mir den Rat gegeben, einen Beruf zu wählen, bei dem ich immer genug zu essen haben würde. Seine Erfahrungen aus dem Zweiten Weltkrieg und aus den Nachkriegsjahren in Deutschland hatten ihn geprägt. Also lernte ich Koch. Nach meiner Ausbildung bewarb ich mich in einem Sporthotel in der Schweiz, das mich einstellte. Im Winter liefen die Hotelgäste Ski und im Sommer genossen sie das Bergwandern, Drachenfliegen und Fallschirmspringen. Für mich jungen sportbegeisterten Menschen, der aus einfachen Verhältnissen kam, war das eine völlig neue Welt. Zwar hatte ich als Koch dort sehr viel zu tun, in meiner Freizeit aber lief ich Ski und nutzte die vielen anderen Sportmöglichkeiten in der atemberaubenden Bergwelt.

Als ich mich im Skilaufen perfektioniert und langsam auch genug von der Kälte hatte, war es für mich an der Zeit, neue Sportarten zu entdecken. Mich lockten das Tauchen und das Windsurfen. So heuerte ich in Saudi-Arabien an, wo ein neues Hotel einen aufstrebenden und innovativen Koch suchte, um europäische Kochkunst in die Region zu bringen. Wenn ich nicht in der Küche stand, surfte oder tauchte ich im Roten Meer. Auch reiste ich nach Malaysia, wo ich Shotokan-Karate und Kung-Fu lernte.

Ich war also ein viel beschäftigter junger Mann. Aber mein Leben war im Begriff, noch viel umtriebiger zu werden. Meine nächsten Stationen waren die Bermudas und die Cayman Islands, wo ich Jobs als Restaurantchef annahm. Beruflich bot sich mir dort die Chance, meine Kenntnisse in der Zubereitung von Meeresfrüchten zu verfeinern, aber meine Aufmerksamkeit gehörte immer stärker dem Sport und der boomenden Fitnessbewegung.

Kampfsportarten sind auf den Inseln sehr populär und ich begann in meiner Freizeit, bei einem der weltbesten Trainer Kickboxen und andere Kampfsportarten zu lernen. Bald schon sah mein Tag so aus, dass ich morgens Aerobic-Klassen unterrichtete, danach zum Tauchen ging, an den Nachmittagen Kickboxen trainierte und am Abend im Restaurant bis spät in die Nacht kochte. Irgendwann wurde ich auch im Kickboxen als Trainer eingesetzt und durfte selbst unterrichten.

Wie in den Jahren zuvor begann ich aber bald schon, nach neuen Herausforderungen zu suchen. Auf meinen Heimflügen nach Deutschland, oder wenn ich andere Länder bereiste, bekam ich immer wieder die Gelegenheit, in New York Zwischenstation zu machen. Damals wollte jeder, der durch New York kam, am liebsten auch in New York bleiben – mir ging es genauso. Also beschloss ich, nach Long Island vor die Tore des Big Apple zu ziehen. Dort erweiterte ich meine Kenntnisse als Fitnesslehrer und arbeitete im Trainingscenter der Fitnesslegende Jack Lalanne.

Zu jener Zeit war gerade das „High Impact Aerobic" populär und ich hatte viel Spaß dabei, die Klassen zu unterrichten. Man nannte mich den „strengen Deutschen", denn ich duldete während des Trainings kein Kaugummikauen, keine Wasserflaschen und vor allem keine Unterhaltung.

Da ich damals von meinen Einkünften als Trainer nicht leben konnte, eröffnete ich nördlich der Stadt mein eigenes Restaurant. Tagsüber trainierte ich die ständig wachsende Fitness-Gemeinde von New York und abends stand ich in der Küche. Ein paar Jahre später traf ich dann die wichtigste Entscheidung meines Lebens, nämlich mich beruflich ganz meiner Arbeit als Fitnesstrainer zu widmen. Diesen Entschluss habe ich nie bereut.

Ich ließ mich eine Autostunde nördlich von New York City nieder, beantragte und erhielt die amerikanische Staatsbürgerschaft und beschäftigte mich nur noch damit, anderen Menschen zu helfen, ihren Körper widerstandsfähiger zu machen. Ich arbeitete einige Zeit als Trainer des Tennis-Asses Ivan Lendl und trainierte auch andere Tennisspieler in

Gleichgewicht und Ausgeglichenheit, um Verletzungen während eines langen Tennismatches vorzubeugen. Über ein Jahrzehnt lang leitete ich eine eigene Trainingseinrichtung. Dort habe ich Menschen mit Rückenmark-Verletzungen geholfen, ihre Kraft wiederzugewinnen, und Fitnessprogramme für ein internationales Kindercamp entwickelt.

Den größten Teil meiner Zeit verbringe ich heute damit, Fitnessklassen oder Einzelpersonen zu unterrichten. Viele meiner Kunden sind Bosse großer Unternehmen oder arbeiten an der Wall Street. Zwei meiner Klienten sind Bill Clinton, der 42. Präsident der Vereinigten Staaten von Amerika, und seine Frau Hillary, die jetzige Außenministerin der USA.

Für das Leben lernen

Diejenigen unter Euch, die sich steif und ungelenkig fühlen, können mit meinem Programm ihre Muskeln wieder beweglicher und ihre Gelenke flexibler machen. Wenn Du bereits über diese Beweglichkeit verfügst und lediglich kräftiger werden möchtest, kannst Du an Deiner Kraft und Ausdauer arbeiten. Athletische Menschen müssen sich weniger Sorgen um Verletzungen machen.

Wenn Du Dich gerade nicht gut in Form fühlst, aber gesund bleiben möchtest, dann gibt Dir *Fit mit der Hennig-Methode* hierfür die optimale Unterstützung, damit Du künftig ein gesundes und ausgewogenes Leben führen kannst, denn hierfür ist es niemals zu spät. Sich richtig und ausgeglichen zu bewegen, kann man jederzeit wiedererlernen. Sobald Du Dich besser fühlst, bist Du in der Lage, Deine bisherigen körperlichen Leistungsgrenzen zu überwinden.

Grundsätzlich hast Du genau dasselbe physikalische Rüstzeug wie ein Sportathlet, der Jahr für Jahr neue Rekorde aufstellt. Wie dieser kannst auch Du Dir die eigenen Ziele immer wieder neu setzen und auch erreichen – sofern Du hartnäckig genug daran arbeitest. Fordere Dich also selbst heraus und erreiche neue Horizonte, selbst wenn diese Dir

oder anderen Menschen ganz einfach und nichtig erscheinen mögen. Was Deinen Körper angeht, so kannst Du ganz nebenbei ein paar lästige Pfunde loswerden. Es liegt nur an Dir. Du hast es jederzeit selbst in der Hand.

Ich habe *Fit mit der Hennig-Methode* so zusammengestellt, dass ich Dich behutsam durch immer schwieriger werdende Übungen führen kann. Wir starten mit geringen Anforderungen, sodass Du nicht schon zu Beginn mit Aufgaben konfrontiert wirst, die Dir zu schwer sind und die Lust am Weitermachen rauben. So kann ich Dir Schritt für Schritt den richtigen Anteil von Kraft und Beweglichkeit, sowie alle wichtigen Zusammenhänge, die in unserem Körper stecken, vermitteln. Du musst Dir nicht gleichzeitig über ein Krafttraining, ein Aerobic-Programm und eines für Deine Beweglichkeit den Kopf zerbrechen. Alle diese Elemente stecken in meinem einfachen Programm, individuell abgestimmt auf Ihren Körper.

Während Du einen leichten Medizinball, einen Wasserball mit zusätzlichen Gewichten an den Handgelenken oder – noch viel besser – den von mir speziell für mein Programm entwickelten *Performance-Ball* (ein weicher und extrem griffiger Medizinball) in

Deinen Händen hältst, machst Du Bewegungen, die sowohl Koordination, Flexibilität und Konzentration erfordern. In Deiner eigenen Geschwindigkeit bringst Du so Deinen Körper und Geist in Einklang und trainierst beide, besser miteinander zu kommunizieren. Damit verbesserst Du Deine Kontrollfähigkeit. Der softe und gewichtige *Performance-Ball* ist vielseitig einsetzbar und auch sehr handlich. Bestimmt hast Du schon oft mit einem Ball gespielt, sodass Dir ein Ball vermutlich vertrauter ist, als ein kaltes Fitnessgerät aus Stahl. Ein Ball lädt zum Spielen ein und ist immer zugleich eine Herausforderung an unsere Geschicklichkeit. Mit einem Ball bewegst Du außerdem Deine linke und rechte Körperhälfte gleichermaßen. Damit begegnest Du einem typischen Problem der modernen Zivilisation. Meistens gewöhnen wir uns nämlich daran, uns entweder auf die linke oder rechte Körperseite zu konzentrieren und so unbewusst ein Ungleichgewicht zu schaffen. Die Überbeanspruchung einer Körperseite kann zu Haltungsschwächen und Verletzungen führen.

Sobald Du mit den Übungen in diesem Buch beginnst, wirst Du feststellen, dass Du Deinen Körper in den letzten Jahren falsch eingesetzt haben. Alle Körperteile hängen – wie an einer Kette verbunden – voneinander ab. Wenn ein Glied der Kette schwächelt, oder gar ausfällt, und dessen Funktions- und Leistungsfähigkeit nicht sofort wiederhergestellt wird, werden auch andere Funktionen des Körpers in Mitleidenschaft gezogen. Es gilt der Grundsatz: „Unser Körper ist nur so stark, wie sein schwächstes Glied."

In der heutigen Zeit, in der wir immer mehr Aufgaben im Sitzen erledigen können und zum Teil auch müssen, ist es wichtig, sich ein regelmäßiges Fitnessprogramm zu suchen, um gesund und leistungsfähig zu bleiben. Du bist derjenige, der die Erfolge einer besseren Fitness ernten kann – aber zunächst musst Du in Deine konsequente tägliche Fitness investieren. Niemand kennt Dein Wohlbefinden und Deine Fitness besser als Du. Sei Dein bester Freund und tue etwas für Dich selbst. Ich bin überzeugt, dass Du mit meiner Methode erfolgreich sein werden.

Performance-Ball

Der von Ralf Hennig eigens für sein Trainingskonzept entwickelte *Performance-Ball* ist beim Motorbuch Versand, Stuttgart, erhältlich unter: *www.motorbuch-versand.de* oder bei *www.performanceball.de*

Teil 1: Eine neue Lebenseinstellung

Wohlbefinden und Fitness ausgewogen planen

Auch in Sachen Fitness hat sich Amerika zu einem Land der Extreme entwickelt. Auf der einen Seite findet man Millionen Menschen, die sich körperlich nicht anstrengen wollen, auf der anderen Seite gibt es die vielen Sportbegeisterten, die vieles unternehmen und dabei ihren Körper überbeanspruchen und krank machen. Auch hier in Europa ist dieser Trend leider immer deutlicher zu beobachten. Beide Wege verursachen letztlich vermeidbare Krankheiten und Verletzungen. Lass uns mit dem größeren der beiden Probleme beginnen: zu wenig Bewegung.

Zu wenig Bewegung führt zur Bewegungsunfähigkeit

Viel zu viele Menschen treiben keinen Sport oder widmen sich keiner ausgleichenden Freizeitbeschäftigung. Manche bewegen sich nicht einmal zehn Minuten in der Woche, ohne dabei eine Pause einzulegen. Nur ein kleiner Bevölkerungsteil rappelt sich mindestens dreimal die Woche auf und treibt Sport. Unser Körper ist so veranlagt, dass wir ihn ständig in Bewegung halten sollten, damit er gesund bleibt. Wir sollten jeden Tag laufen, springen, heben und uns in alle Richtungen drehen. Aber viel zu wenig Menschen haben Spaß an Bewegung oder sehen einen Sinn darin, sich anzustrengen und ihren Körper vor Herausforderungen zu stellen. (Übrigens solltest Du wissen, dass ich in diesem Zusammenhang das Wort *Hausaufgabe* nicht mag. Es klingt nach einer lästigen Angelegenheit. Ich spreche vielmehr von „körperlicher Tätigkeit" oder einfach von „Bewegung". Das klingt nach Freude und Erlebnis.)

Die meisten von uns arbeiten nicht mehr in Jobs, bei denen sie sich körperlich anstrengen müssen. Stattdessen sitzen wir vor Computern oder fahren mit dem Auto zu Geschäftsterminen, die wir meist wieder sitzend verbringen. Auch den eigenen Haushalt in Gang zu halten, verlangt heute nicht mehr allzu große körperliche Anstrengung. Die meisten von uns haben eine Waschmaschine und viele sogar einen Trockner, und müssen keine schweren Körbe in den Waschsalon tragen. Wir haben sogar Spülmaschinen, die unser Geschirr und unsere Töpfe und Pfannen reinigen, um uns sogar von dieser Anstrengung zu bewahren.

Viele Menschen leben in Städten, in denen man sogar auf ein Auto angewiesen ist, um die täglichen Einkäufe und Besorgungen erledigen zu können, statt zu Fuß zu gehen oder mit dem Fahrrad zu fahren. Wir sind bemüht, unser Auto möglichst nahe an unserem Zielort zu parken, um nicht einmal mehr ein paar Extraschritte zu Fuß gehen zu müssen. In Amerika halten sogar immer mehr Supermärkte eine ganze Flotte von kleinen Elektroautos bereit, damit die Kunden, die nicht mehr laufen können, zwischen die Warenregale fahren können.

Wer sich heute nicht mehr bewegen möchte, muss es auch immer weniger tun. Warum sich selber anstrengen, wenn dies eine Maschine für uns übernehmen kann? Warum das Haus verlassen, um sich einen Film anzusehen oder um Essen zu gehen, wenn man sich das Gewünschte telefonisch oder per Internet bestellen kann? Viele Menschen empfinden es geradezu als befreiend, wenn Ihnen so etwas abgenommen werden. In Wirklichkeit aber befreien uns diese Bequemlichkeiten nicht. Sie bewirken genau das Gegenteil. Sie rauben uns unsere Freiheit. Sich ausgezeichnet zu fühlen, soll bedeuten, dass wir frei von jeglichen Krankheiten und Verletzungen sind. Den Körper voll einsetzen zu können bedeutet, dass wir völlig frei von Einschränkungen sind. Wenn Du fit bleiben möchtest, dann musst Du Dich bewegen. Wenn Du Dich gut fühlen willst, musst Du fit sein. Diese einfache Regel ist der Schlüssel zu meiner Philosophie: Bewegung ist die absolute Voraussetzung, wenn Du Dich wohl und ausgeglichen fühlen möchten.

Regelmäßige Bewegung hält Deinen Knochenbau und damit den Bewegungsapparat in Gang. Dein Herz und Deine Lungen funktionieren dann wie aus dem Lehrbuch. Je mehr Du daran arbeitest, desto besser stabilisiert sich Dein Kreislauf. Deine Blutwerte normalisieren sich und Du fühlst Dich an Körper, Geist und Seele ausgezeichnet.

Wenn Du Dich aber nicht bewegst, dann ist es nur eine Frage der Zeit, bis Dein Körper streikt und irgendwann zusammenbricht. Das kann so langsam gehen, dass Du es nicht einmal mitbekommst. Zu viele Menschen sind übergewichtig oder sogar fettleibig. Mehr als 180.000 Menschen sterben allein in den USA jedes Jahr an Krebs, was mit besserer Ernährung, mehr körperlicher Aktivität und einem normalen Körpergewicht verhindert werden könnte. Die Mehrzahl aller Herzkrankheiten, übrigens die Todesursache Nummer 1, könnte durch einen gesünderen Lebensstil vermieden werden. Statistisch ausgedrückt: Durch den sich immer mehr verbreitenden Bewegungsmangel wird beispielweise in den USA jedes Jahr die Bevölkerung einer ganzen Großstadt ausgelöscht.

Nicht fit zu sein bedeutet, dass sich die Lebensqualität verringert. Zu vieles Sitzen und Liegen tagein, tagaus, verstärken Hals- und Rückenbeschwerden. Die Schultern geraten aus dem Gleichgewicht, die Muskeln werden schwächer und das Herz und die Lunge verlieren ihr Leistungsvermögen. Kurz gesagt, wenn Du Dich nicht genügend bewegst, bist Du nicht *frei*. Du steckst dann in einem Körper fest, der nicht mehr richtig belastet werden kann.

Wie hilft die Hennig-Methode?

Wenn Du eine der folgenden Aussagen bejahen kannst, dann hilft Dir meine Methode dabei, eine bessere Kontrolle über Deinen Körper zu bekommen, um mit mehr Lebensfreude, Vitalität und Energie an allen Aktivitäten des Alltages teilnehmen zu können:

- Ich habe ein schlechtes Gleichgewicht.
- Bei Partys oder anderen Anlässen muss ich mich hinsetzen.
- Meine Füße schmerzen häufig oder ich verstauche sie oft.
- Meine Knie und Finger sind steif.
- Ich fühle mich insgesamt steif und unbeweglich.
- Ich habe chronische Schmerzen.
- Ich habe Schulterprobleme oder Schmerzen zwischen meinen Schulterblättern.
- Ich habe Hüftschmerzen.
- Ich habe eine Leistenzerrung.
- Ich habe weder Kraft noch Ausdauer.
- Trotz sieben bis acht Stunden Schlaf, habe ich den Tag über keine Energie.
- Ich habe Probleme beim Öffnen von Getränkedosen.
- Ich trage mein Kind oft auf der Hüfte.
- Ich bin Profi-Leichtathlet oder Hobbysportler.

Bewegung erfordert Kraft und Beweglichkeit

Wenn man Gelegenheits- oder manche Freizeitsportler beobachtet, dann sieht man nicht selten, dass diese wohl schon seit Jahren nicht mehr regelmäßig Sport treiben, aber sozusagen aus dem Stand wieder so Basketball spielen möchten, als hätten sie erst gestern damit aufgehört. Sie sind sich allesamt sicher, dass sie immer noch sehr gut spielen und können deswegen nicht verstehen, wenn sie sich dann verletzen. Man sieht Männer, die nach jahrelanger Pause wieder aufs Fußballfeld stürmen. Sie ziehen sich ihre Fußballschuhe an und verstauchen sich schon nach wenigen Minuten die Füße. Für unsere Knöchel gibt es keinen vernünftigen Grund sich zu verstauchen. Nur im Laufe der Jahre, in denen man der Bequemlichkeit frönt, verschlechtert sich halt deren Kraft und Flexibilität, und dann sind bei plötzlicher Beanspruchung Verletzungen programmiert.

Ein Freund und Kollege von mir, Evan Karas, ist Doktor der Medizin und orthopädischer Chirurg an der *Mount Kisco Medical Group* in New York. Er behandelt ständig solche Verletzungen: „Ich sehe sehr viele Leute, die jahrelang keinen Sport mehr gemacht haben und auf einmal alle Bäume gleichzeitig ausreißen möchten. Sie beginnen mit anstrengenden Sportarten und überfordern sich dabei. Die Folgen sind Überbeanspruchung der Gelenke und Verletzungen."

Tennis, Basketball und andere Sportarten verlangen mehr Kraft, Flexibilität, und Gleichgewicht, als wir dies sonst in unserem täglichen Leben brauchen. Wenn Sport zu Verletzungen führt, dann weißt Du, dass Dein Körper seine alten Fähigkeiten verloren hat. Im Alter werden die Sehnen, die in den Gelenken die Muskeln und die Knochen verbinden, allmählich spröder und können der Belastung nicht mehr so wie noch in jungen Jahren standhalten. „Das Konzept der dynamischen Fitness, welches die Muskelgruppen an bestimmten Stellen stärkt, wird wichtiger, weil die Sehnen, die das Skelett bewegen, immer anfälliger werden." sagt Dr. Karas. Sogar Leute, die ständig aktiv im Leben stehen, sind gefährdet. Diejenigen, die immer laufen und radeln, können sich durch die immer gleichen Bewegungsabläufe Verletzungen durch Überbeanspruchung zuziehen. Diejenigen, die auf einen Marathon trainieren, glauben, ihren Körper immer härter fordern zu müssen. Sie laufen öfter, schneller und weiter. Doch diese Überbeanspruchung macht sie nicht leistungsfähiger, weil ihr Körper nur das an Leistung erbringen kann, auf das er eingestellt ist. Wenn Du also immer wieder nur läufst, dann entwickeln sich bestimmte Teile Deines Kör-

pers überproportional stark, während andere zurückbleiben. Der Körper kommt aus dem Gleichgewicht, die Gelenke werden überlastet und das alles führt früher oder später zum Zusammenbruch.

Ebenso ergeht es Radfahrern. Viele Menschen beginnen damit Rad zu fahren, weil es ihren Knien oder Hüften besser bekommt als das Laufen. Sie meinen, dass sie nun einfach nur viel Zeit auf dem Fahrrad verbringen müssen, um fit und ein besserer Radsportler zu werden. Man kann aber nur eine gewisse Zeit lang auf dem Fahrrad verbringen, ohne sich auch dabei zu überfordern. Radfahren belastet den Körper zwar nicht so sehr wie das Laufen, aber es übt auch Druck auf Hüfte, Knie und den Rücken aus.

Genau so könnte ich weitermachen: Tennisspieler denken, dass sie nur mehr Tennis spielen müssen, um auf dem Platz eine bessere Figur abzugeben. Golfspieler glauben, dass sie nur oft genug an der Abschlagstelle stehen müssen, um besser zu werden. Aber all das ist falsch. Bewegungsabläufe nur ständig zu wiederholen, macht den Körper auf Dauer krank und man bekommt Schmerzen in die Knie und die Hüften. Dein Ellbogen oder Deine Schulter schmerzen, wenn Du einer Aufschlag retournierst und Dein Rücken zwickt und tut weh, wenn Du zu viele Golfbälle abschlägst. So ist es auch kein Wunder, dass unser Un-Wohlbefinden die eigentliche Ursache für unsere Bewegungseinschränkung im Alltag ist, und die Zahl der Krankengymnasten stetig ansteigt, weil viele Menschen ärztliche Hilfe brauchen, damit sie wieder arbeiten gehen können.

Also: Entweder verlangen viele Menschen heutzutage ihrem Körper keine Anstrengungen mehr ab, weshalb sie ihre Leistungsfähigkeit verlieren, oder sie trainieren zwar, schaden sich aber trotzdem, weil sie es oft auf eine falsche Art und Weise tun.

Auf ein ganzheitliches Trainingsprogramm kommt es an

Ich habe dieses Buch für beide soeber beschriebenen Typen von Menschen gemacht, um ihnen zu helfen, ihre Körper wieder ins

Gleichgewicht zu bringen und so ihre Leistungsfähigkeit zu verbessern. Vielleicht hast Du Dich bislang noch nie mit einem Fitnessprogramm auseinandergesetzt, weil es nicht zu Deinen Lebensgewohnheiten passt, und weil Kniebeugen, Gewichte zu stemmen oder das Laufband zu treten keine sinnvollen Anstrengungen für Dich waren. Deshalb ist dieses Trainingsprogramm anders. Ich weiß, Du hast so etwas schon oft gehört, Aber *Fit mit der Hennig-Methode* ist eine vollständig neue Form von Fitness. Ich will nicht, dass Du große Muskeln bekommst. Ich will nicht, dass Du Dich nur auf Deine Geschwindigkeit oder Ausdauer konzentrierst. Und schon gar nicht möchte ich, dass Du nur noch an Dein Körpergewicht denkst, obwohl dies auch ein positiver Nebeneffekt ist. Stattdessen will ich, dass meine Methode Dir ein ganzheitliches Training in viel kürzerer Zeit ermöglicht, als es sonst der Fall wäre. Ich möchte, dass Du bei jedem Training immer sowohl Deine Kraft, Beweglichkeit und Koordination von den Fingerspitzen bis zu den Zehen verbessern kannst. Bei den Übungen in diesem Buch stemmst Du nicht an einem Tag Gewichte, am folgenden machst Du Aerobic und dazwischen dehnst Du, sondern bei jedem Training deckst Du alle Bereiche gleichzeitig ab

Mit *Fit mit der Hennig-Methode* kräftigst Du Deine Gelenke und beanspruchst jedes Körperteil im richtigen Verhältnis dazu. So wirst Du nicht die Arme von oben nach unten strecken, während Deine Hüfte noch hin und her schwingt. Diese seitlichen Bewegungen sind für den menschlichen Körper im Bewegungsalltag nicht vorgesehen. Stattdessen wird dieses Trainingsprogramm Deinen ganzen Körper flüssig in Bewegung versetzen, als würde eine ganze Mannschaft in Dir zusammenarbeiten.

Fit mit der Hennig-Methode wird Dir zu einer Art „Fitness-Puffer" verhelfen, Dir also eine Extraportion Fitness verschaffen, damit Du auch unvorhergesehene körperliche Belastungen bewältigen kannst. Du wirst wieder in der Lage sein, Aktentaschen, Koffer, Getränkekisten und Einkaufskörbe nach Hause zu tragen, ohne Dir dabei den Rücken zu verrenken. Du kannst Dich wieder problemlos bücken und dabei ein Kind auf dem Arm halten. Das Ein- und Aussteigen aus dem Auto wird Dir wieder leicht fallen. Deine Körperhaltung wird sich verbessern und Hals- und Kopfschmerzen werden reduziert, wenn Du mal wieder stundenlang am Computer sitzt.

Ich möchte, dass Du wieder all das machen kannst, was Du lange nicht mehr konntest, und sogar neue Aufgaben anpacken kannst, von denen Du bisher nicht einmal zu träumen wagtest.

Wenn Du die Übungsbausteine in diesem Buch fest in Dein Tagesprogramm integrierst, wirst Du Dich schon bald runder bewegen und weniger verletzungsanfällig sein. Deine Körperhaltung wird sich verbessern. Verhärtete Muskeln werden gelockert und Bewegungen geschmeidiger wirken. Die Hand und der Arm, die Du bisher weniger benutzt, werden aktiver an Deinem Leben teilnehmen, weil sich mein Training beiden Körperhälften gleichermaßen zuwendet. Radfahrer werden bei Steigungen kraftvoller treten. Jogger werden längere und kräftigere Schritte machen. Tennisspieler werden weniger Knie-, Rücken- und Knöchelprobleme haben. Golfspieler werden weitere Bälle schlagen und beim Putten genauer sein. Und auch bei allen anderen Sportarten, bekommst Du mehr Kraft und Kontrolle.

Zusätzlich habe ich einen Übungsteil eigens für Menschen mit Rückenproblemen entwickelt. Wenn Du damit schon längere Zeit Schwierigkeiten und sogar Schmerzen hast, solltest Du das letzte Kapitel in diesem Buch unbedingt noch vor dem Hauptprogramm in Angriff nehmen. Das spezielle Rückenprogramm wird Dir die Kraft und Beweglichkeit zurückgeben, die Du brauchst, um das Buch in vollem Umfang genießen zu können.

Vielen Menschen mangelt es heute an Gesundheit und Wohlbefinden. Sie ignorieren die Bedürfnisse ihres Körpers und machen sich erst dann Gedanken darüber, wenn physische Probleme auftreten. Aber auch der beste Arzt oder Krankengymnast kann Dich lediglich wieder gesund machen. Nur Du allein bist in der Lage, Dich so ausgewogen und gesund zu ernähren und sportlich zu betätigen, dass Du auch gesund bleibst. Dein

Körper verlangt regelrecht nach all den Möglichkeiten, die in diesem Buch stecken. Indem Du Deinen Knochenbau forderst und alle Bewegungen bei jedem Training anpackst, wirst Du Deinem Körper das geben, was er braucht. Du wirst Dich frei von Krankheiten und Verletzungen fühlen und kannst wieder mehr Dinge des Lebens genießen. Entdecke selbst, dass Fitness keine lästige Sache ist. Es ist vielmehr der Schlüssel für einen größeren Lebensgenuss.

Sanford Weill

Selbst wenn man sich an die Spitze der Geschäftswelt empor gearbeitet hat und auch ein wichtiges Klinikum nach einem benannt ist, muss man seinen Körper auf Trab halten, damit er weiterhin gut für einen arbeitet.

Sanford Weill ist Ehrenvorsitzender der Citigroup und wendet mein Training seit Jahren an, um seine Fitness zu stärken. Als er nach jemandem suchte, der ihm zu einem gesünderen Leben verhelfen sollte, war er zuerst ratlos: „Ehrlich gesagt wusste ich nur, dass ich einen Trainer brauche. Was ich in Ralf Hennig aber gefunden habe, ist jemand, dem unglaublich viel an einer ausgewogenen Lebensweise seiner Klienten liegt. Dies ist ihm wichtiger, als dass man täglich eine Stunde lang an der Fitness arbeitet."

Wenn er frühmorgens aufwacht, denkt Sanford Weill mittlerweile zuerst daran, welche körperlichen Aktivitäten (wie Joggen) er an diesem Tag unternehmen wird, und auch wenn er in einem Restaurant sitzt, ernährt er sich auf gesunde Art und Weise.

2006 zog er sich als CEO der Citigroup, einer weltweit operierenden Finanzgesellschaft, zurück und investiert seine Energien seitdem für das Reisen, den Dienst am Nächsten und seine anderen Hobbys. Seine Frau Joan, die ich ebenfalls trainiere, ist auch sehr aktiv und fit. Mit 73 Jahren „ist die Disziplin größer und man weiß, dass es wichtig ist, in Form zu bleiben. Einige der alltäglichen Dinge fallen nicht mehr ganz so leicht und ich muss heute in einer besseren Form sein, um genau so leistungsfähig zu sein wie früher."

Mit seiner Hingabe und Liebe zur eigenen Fitness könnte „Sandy", wie er von Freunden genannt wird, selbst ein Personal-Trainer sein, sofern er eines Tages einmal nach neuen Herausforderungen Ausschau halten sollte. „Es ist großartig, wenn man einen Beruf hat, der einen ernährt und bei dem man zugleich Gutes für die Menschen tun kann. Wenn man sich körperlich besser fühlt, ist man zufriedener und kann selbst mehr Gutes für andere tun", sagt er.

Zu viel Fitness schafft ein Ungleichgewicht

Seit nunmehr 30 Jahren beobachte ich die Entwicklung in der Fitnessbranche und habe festgestellt, dass viele Programme mit Trainingsgeräten aus der Krankengymnastik oder aus dem Profisport arbeiten. Solche Geräte sind zum Beispiel:

- sogenannte *foam roller tubes*, also Schaumstoffrollen, auf denen der Patient liegt und dabei sein Gleichgewicht und die Muskeln trainiert
- Gummibänder für Kraftübungen
- aufblasbare Kissen, um das Gleichgewicht zu verbessern und die Muskeln zu kräftigen
- Slide-Boards, auf denen man wie beim Eislaufen von Seite zu Seite gleitet
- Rückenfahrräder, bei denen Sie sich zurückzulehnen während Sie in die Pedale treten

Wie man es auch immer sehen mag, nur weil diese Hilfsmittel von Fachleuten entwickelt wurden, bedeutet dies nicht, dass alle diese Geräte auch für Dich geeignet sind. Ich habe zahllose Möglichkeiten geprüft, die Dir helfen können, Deine Fitness und Dein Leistungsvermögen zu verbessern und habe viele dieser Methoden bei meinen Kunden eingesetzt. Die meisten waren jedoch kaum von Nutzen, weil sie entweder zu viele Muskelgruppen gleichzeitig ansprechen oder insgesamt zu wenig Vorteile brachten. Irgendwann wurde mit klar, dass es meistens an etwas Entscheidendem fehlte, was diese Methoden perfekt gemacht hätte. Um zu sehen, wie der menschliche Körper arbeitet und wie sich Fitnesstrends in die falsche Richtung entwickeln, kann man sich zur Verdeutlichung eine Person vorstellen, die sich das Handgelenk verletzt hat und jetzt ärztliche Hilfe braucht. Wie wird der Person geholfen werden? Zuerst würde die Verletzung an sich versorgt werden, damit der Heilungsprozess einsetzen kann. Das würde aber auch bedeuten, dass man jetzt nicht nur das Handgelenk, sondern auch den Arm und die Schulter ruhen lassen wird. Die Folge ist, dass auch die dortigen Muskelpartien sich sofort zurückzubilden beginnen. Der Krankengymnast wird dem Patienten dann helfen, das Handgelenk, den Arm und die Schulter wieder zu kräftigen und in Form zu bringen. So muss der Patient sich also nicht nur um das verletzte Handgelenk kümmern, sondern auch Arm und Schulter gemeinsam trainieren, sodass alle drei Körperteile wieder gleichermaßen stark und belastbar werden. Würde er nur sein Handgelenk und nicht auch den ganzen Arm samt Schulter behandeln, dann käme der gesamte Körper ins Ungleichgewicht und wäre dadurch erneut gefährdet.

Wenn Du ein Fitnessgerät als alleinigen Heilsbringer für das Training verwendest, kannst Du damit ganz ähnliche Probleme verursachen. Nimm zum Beispiel die Dehnungsbänder und Röhren, die beim Krafttraining angewendet werden. Hier muss man die Gummibänder langsam in einer geraden Linie dehnen und ebenso langsam wieder zurückführen. Dabei beansprucht man aber nur

wenige Muskeln. Eine geradlinige Bewegung also, die wir im Alltag so gut wie nie ausführen.

Normalerweise bewegst Du Deine Arme und Beine nicht einfach auf und ab oder hin und her, sondern in den unterschiedlichsten Bewegungsabläufen. So neigst Du Dich zum Beispiel nach unten, um eine Tasche aufzunehmen, und drehst Dich dann aber ganz automatisch, wenn Du wieder aufstehst, um die Tasche auf einem Stuhl abzustellen. Bei diesem Bewegungsablauf beanspruchst Du sowohl größere Muskeln überall in Deinem Körper als auch viele kleinere Muskeln, die diese unterstützen.

Nehmen wir ein anderes Beispiel, um eine Vorstellung vom Teamwork unseres Muskelapparates zu bekommen: Stelle Dir ein Fußballteam der Bundesliga beim Training vor. Ein guter Trainer erwartet von jedem seiner Spieler, dass dieser sowohl an seinen individuellen Stärken arbeitet als auch an seinem Zusammenspiel mit dem übrigen Team. Wie Deine Muskeln, so hat auch hier jeder einzelne Teamplayer seine besonderen Stärken und muss ebenso auch nahtlos mit den anderen zusammenarbeiten können. Das Team funktioniert als Einheit. Die Spieler flanken den Ball hin und her und wissen dabei stets, wohin sich die anderen Spieler bewegen.

Wenn Du beim Trainieren mit Gewichten arbeitest, um Deinen Körper einer höheren Belastung auszusetzen, so läufst Du Gefahr, dass Du manche Körperpartien zu stark beanspruchst, sodass diese nicht mehr reibungslos funktionieren. Wenn Du Dich an ein Fitnessgerät mit Gewichten setzt, dann musst Du dies auf eine bestimmte Art und Weise tun, die aber nicht unbedingt auch gut für Dich ist. Jeder von uns hat verschieden lange Beine oder Arme, andere Eigenschaften und unterschiedliche Bewegungsabläufe, als derjenige, der vor Dir an diesem Gerät saß. Die Maschinen erkennen diesen Unterschied nicht.

Du setzt Dich also an ein Fitnessgerät mit Gewichten, um die Kraft in Deinen Oberarmen zu stärken, und wenn Du dabei große Gewichte verwendest, dann siehst Du schon bald die ersten Erfolge, denn Deine Bizeps werden anwachsen. Wenn Du jetzt aber nicht gleichzeitig auch Deine Schultermuskeln, die Deinen Rücken stärken, mittrainierst, kann dieser nicht mehr die nunmehr größere Last Deiner Arme tragen. Dann entwickelst Du sehr schnell eine schlechte Haltung, weil Du Schwierigkeiten haben wirst, Deine Arme richtig zu bewegen. Vielleicht kommt es sogar soweit, dass Du Hals-, Schulter- oder Probleme beim Dehnen bekommst, wenn Du weiterhin in solch unausgeglichener Weise trainierst. Wenn Du zu schwere Gewichte verwendest, verändert diese Last außerdem Deinen normalen Bewegungsablauf. Auch der natürliche Schritt verlangsamt sich. Nur wenn man in der Lage ist, beim Trainieren sein normales Tempo beizubehalten, ist ein wichtiger Aspekt der ganzheitlichen Fitness sichergestellt.

Wenn Du mit schweren Gewichten große Muskeln aufbauen willst, dann musst Du kontinuierlich hart arbeiten, damit dies auch so bleibt. Je mehr Muskelmasse Du hast, desto mehr musst Du dafür schuften, um diese zu erhalten. Es ist harte Arbeit und absolut kein Spaß, denn Du kannst sehr schnell der ganzen Sache überdrüssig werden. Wenn Du das Training zurückschraubst und eines Tages dann doch wieder verstärkt daran arbeiten willst, musst Du dies mit kleineren Gewichten tun oder Du wirst Probleme bekommen.

Verstehe mich bitte nicht falsch: Kraft ist wichtig. Jedoch brauchst Du auch genügend Beweglichkeit. Wenn Du einfach nur Gewichte stemmst, dann gehen 100 Prozent Deiner Anstrengungen in das Heben der Last und Du kannst Dich nicht mehr auf andere wichtige Zusammenhänge konzentrieren, die für Deine Form und Fitness absolut notwendig sind.

Durch die Übungen in diesem Buch wirst Du Deine Kraft auf funktionelle Weise verbessern. Du hebst ein leichtes Gewicht, während Du Deinen Körper gleichzeitig in mehrere Richtungen bewegst. Die Kräfte wachsen proportional zum Körper gleichmäßig an. Und die Beweglichkeit verbessert sich genauso.

Es gibt aber noch ein weiteres Problem, wenn Du Deinen Körper immer wieder nur mit denselben Bewegungen belastest. Bei solcher Routine wird Dein Verstand einen Gang zurück- oder sogar abschalten. Du richtest Deine Aufmerksamkeit dann nicht mehr auf Dein Training, sondern denkst stattdessen nur noch daran, wie lange Du noch trainieren musst, schaust nur noch auf den LCD-Bildschirm vor Dir oder hörst der Musik zu. Damit verzichtest Du auf die Chance, nach Deinem Körpergefühl zu trainieren, Deine jeweiligen Körperteile wahrzunehmen und diese während Du Dich bewegst, bewusst zu kontrollieren.

Jedes Training, das erfolgreich sein soll, verlangt von Dir hundertprozentige Präsenz. Wenn Du jedoch dabei fernsiehst, der I-Pod im Ohr stecken hast, oder beim Joggen einem Tagtraum nachhängst, dann fürchte ich, dass Du kaum den gewünschten Erfolg erzielen wirst.

Dein Geist muss während körperlichen Anstrengungen vollkommen wach sein. Dein Gehirn nimmt Signale von Deinen Füßen auf und sendet Nachrichten zurück, damit Du ausbalanciert und sicher in der Bewegung bleibst und Dich nicht verletzt. Dein Gehirn muss sich konzentrieren können, um sicherzustellen, dass Du Deine Form beibehältst. Die Fitnessindustrie hat den Mythos geschaffen, dass wir aufwändige Maschinen und viele verschiedene Übungswerkzeuge brauchen, um gesund, fit und attraktiv zu bleiben. Glaube dies bitte nicht. Dein Geist und Dein Körper sind die allerbesten Hilfsmittel, die Du hast, und dieses Programm soll Dir dabei helfen, diese vollständig und nachhaltig anzuwenden.

Fitnessgeräte mit Gewichten sind nicht die einzigen ungesunden Trainingsmöglichkeiten. Ein Blick auf die vielen anderen Angebote zeigt, wie sich diese grundlegend von meiner Methode unterscheiden. Ich zweifle nicht an diesen Übungen und Hilfsmitteln an sich, da in manchen auch Vorteile stecken. Aber keines davon leistet einen ganzheitlicher Erfolg, indem es alle Aspekte der Fitness gleichsam berücksichtigt.

Yoga. Die Betonung beim Yoga liegt auf extremem Stretching und, bei den meisten Varianten des Yogas jedenfalls, auf dem Halten von Positionen, die für den Menschen eigentlich unnatürlich sind. Yogaübungen beanspru-

Joel Wilkenfeld

Als Präsident der Model-Agentur „Next Model Managment" verbringt Joel Wilkenfeld sehr viel Zeit mit Menschen, die optisch in bester körperlicher Verfassung sind. So legt er auch selbst größten Wert darauf, optisch und körperlich gut dazustehen. Dabei haben ihn in der Vergangenheit einige Workouts enttäuscht: „Ich habe mich früher auf das Training mit Gewichten konzentriert und war dennoch nicht ausgeglichen. Seit zwei Jahren arbeite ich mit größter Freude mit Ralf zusammen. Es bringt mir eindeutig mehr Energie und ich fühle mich dabei hundertprozentig besser in Form."

Der 46-Jährige hat immer noch viel Kraft, diese ist jetzt aber mit seiner Flexibilität im Einklang. Dies ist eine der maßgebenden Verbesserungen, die gesunde und aktive Menschen mit meiner Methode erreichen wollen. „Ich würde empfehlen, dass es jeder einmal ausprobiert und dem Programm Zeit gibt," empfiehlt Joel. „Manchmal sieht es leicht aus, aber wenn Sie regelmäßig trainieren, dann hat es das Programm absolut in sich."

Carol Browne

Das Haus von Carol Browne ist mit ihren vier Kindern ordentlich mit Leben gefüllt. Ihr ältester Sohn machte gerade eine Abenteuerreise nach Südamerika in die Anden. Der Zweitälteste spielt erfolgreich Football an der Highschool. Der Dritte praktiziert Lacrosse (der kanadische Nationalsport Nummer 2) und der jüngste Spross spielt Squash. Mit allen Söhnen habe ich viel Zeit zugebracht, um an ihrer Ausdauer, Flexibilität und Kraft auf dem Sportplatz und beim Klettern zu arbeiten. Seit 14 Jahren arbeite ich mit Carol und ihrem Mann: „Erst habe ich lange mit jemand anderem an meiner Fitness gearbeitet und wir haben eigentlich immer wieder dieselben Übungen gemacht. Dies ist wohl bei den meisten Trainern der Fall. Aber Ralf motiviert, fordert heraus und kombiniert die verschiedensten Dinge miteinander", sagt die 57-Jährige. „Ralf glaubt nicht daran, nur ein Körperteil zu trainieren. Er unternimmt alles, um einem verständlich zu machen, dass alle seine Übungen die Körperbewegung im ganz normalen Leben unterstützen. Von Anfang an hat sich Ralf um meine körperliche Stabilität gekümmert, die Kraft gestärkt, damit für mich ein geringeres Risiko für Verletzungen in Sport und Freizeit besteht."

chen immer nur einige Teile unseres Körpers und vernachlässigen andere, was Verletzungen hervorrufen kann. Spontane und fließende Bewegungen in die unterschiedlichsten Richtungen sind der beste Weg, um den Körper fit zu machen. Wie auch immer das Zusammenspiel unserer einzelnen Körperpartien aussieht, fließende Bewegungen sind beim Yoga so nicht zu finden. Auch wird das Herz-Kreislaufsystem beim Yoga nicht angeregt. Für unsere Tätigkeiten brauchen wir dieses aber. So wirst Du beim Yoga auch nicht viele Kalorien verbrennen.

Medizinbälle. In Fitnesscentern liegen Medizinbälle meist ungenutzt herum. Die Bälle sind zu schwer, zu hart, zu groß und nicht gerade sexy für die Fitnessgemeinde. Wenn Du glaubst, diese nur ein paar Kilogramm schweren Bälle seien doch so schwer nicht, dann versuche einmal Dich eine Weile lang damit zu bewegen. Du wirst Dich wundern. Starke Arme und Hände sind genauso nötig, wie ein guter Körperbau mit starken Muskeln, um den schweren Medizinball auch werfen zu können. Wenn die einzelnen Körperpartien da nicht gut harmonieren und wenn Du kein gutes Körpergefühl hast, dann sind Verletzungen programmiert.

Pilates. Pilates ist ein sehr sinnvolles Workout. Dabei stärkt und dehnt man nicht nur seine Muskeln, man arbeitet zugleich auch an der Verbesserung der körperlichen Symmetrie, was alles auch Inhalte meines Programmes sind. Jedoch fördert Pilates nicht den Bewegungsapparat, denn bei einigen Übungen braucht man Unterstützung und

bei anderen muss man sitzen, was unseren Bewegungsspielraum wiederum eingrenzt. Pilates schränkt Dich also auf eine Änderung von Richtung, Schnelligkeit, Reaktionszeit und Bewegung Deines Körpers ein. Im Gegensatz dazu orientiert sich mein Programm am ganzen Körper und seinem funktionellen Bewegungsablauf. Keine Muskelpartie habe ich ausgelassen und alle Körperteile werden angeregt, mit den anderen im Gleichklang zu arbeiten.

„Fit mit der Hennig-Methode" verändert das Leben

Kinder spielen besonders gerne mit Bällen. Sie werfen oder kicken sie hin und her – egal, ob es sich um einen Fußball, Basketball oder Baseball handelt. Bälle locken auch die Erwachsenen zur sportlichen Aktivität, wie etwa beim Tennis oder beim Golfsport. Der sportliche Wettkampf um den Ball ist für Jung und Alt eine lustige und spannende Beschäftigung.

Körperliches Training kann jedoch gerade wegen der immer wiederkehrenden gleichen Abläufe schnell zu einer langweiligen Sache werden, besonders wenn man nicht mit dem Kopf dabei ist. Je mehr Du trainierst und je länger Du das tust, desto häufiger wirst Du Dich dabei ertappen, wie Du versuchst, Entschuldigungen zu finden, um Dich vor dem Sport zu drücken. Sogar der mögliche Verlust von überflüssigen Pfunden, ist dann nicht mehr ein echter Ansporn. Entweder sind zu diesem Zeitpunkt schon einige Pfunde gepurzelt oder man empfindet die immer wiederkehrenden Übungen als lästige Zeitverschwendung. Da Du von jedem Training nur den Erfolg erntest, den Du als Anstrengung hineinsteckst, wirst Du keine Erfolge mehr erzielen, wenn Du nichts mehr für Deinen Körper tust.

Um fit und widerstandsfähig zu bleiben, braucht es Zeit. Genauso wie es bei ehemaligen Rauchern einige Zeit kostet, um von der Nikotinsucht und ihren Folgen loszukommen. Das für Dich bestimmte Fitnessprogramm sollte langsam, progressiv und angenehm sein, damit Du es auf lange Sicht hin beibehalten wirst. Du musst Dein komplettes Muskel- und Knochensystem stärken und flexibel machen, sodass Du Dich wieder richtig bewegen kannst. Und Du solltest mit dem Programm lange genug arbeiten, um auch sicherzustellen, dass Deine neue Lebensweise fest in Dir verankert ist und Du diese ohne große Überwindung aufrechterhalten kannst.

Aus all diesen Gründen beinhaltet mein Programm einen Ball. Das Arbeiten mit einem Ball wird Dich bei Laune und Ausdauer halten. Du wirst Dich darauf konzentrieren, Deinen Körper anzustrengen, um so den Ball durch den Raum und um Dich herum zu bewegen. Es ist eine echte Herausforderung, auf der einen Seite den Ball unter Kontrolle zu halten und gleichzeitig verschiedene Bewegungen auszuführen.

Dieses Programm ist als Einladung an Dich gedacht, Dich wieder zu bewegen. Ich möchte, dass Du den Sinn für Verspieltheit wieder fühlst, den Du als Kind hattest. Du wirst 40 Übungen kennen lernen, bei denen Du Dich sowohl mit einfachen, wie auch mit komplizierten Bewegungen beschäftigen und dabei gleichzeitig versuchen wirst, den Ball zu kontrollieren.

Während Du den Ball hältst, wirst Du Deine Arme strecken, Dich beugen und aufstehen, sowie Dich nach links und rechts drehen. Schon bald wirst Du in der Lage sein, den Ball zwischen Deinen Beinen und um Deinen Körper herum zu spielen. Jeder der einigermaßen gesund ist, kann diese Tricks dann vorführen – ob Anfänger oder aktiver Sportler. All dieses Stoßen, Ziehen, Drehen und Dribbeln verbessert Dein Gleichgewicht, Deine Koordinationsfähigkeit, Beweglichkeit, Schnelligkeit, Reaktionszeit und Beinarbeit. Du wirst auch Deine Stabilität spürbar verbessern, damit Deine Gelenke wiederum besser vor Verletzungen geschützt sind.

Indem Du die Übungen machst, wirst Du Dir all die Fähigkeiten neu erarbeiten, an denen es Deinem Körper mangelt. Wenn Du zwar stark, aber nicht beweglich genug und koordiniert bist (dies ist vor allem bei vielen Männern der Fall), dann wirst Du Deine Beweglichkeit erhöhen. Wenn Du eher geschmeidig, aber nicht stark bist (dies ist bei vielen Frauen so), dann wirst Du Deine Kraft verbessern.

Fit mit der Hennig-Methode ist ein Programm, mit dem Du lange arbeiten kannst.

Und so einfach funktioniert es: Vier Monate lang wirst Du jeden Monat einen neuen Zyklus von zehn Techniken kennen lernen und erarbeiten. Die einzelnen Übungen beginnen einfach und werden mit der Zeit immer komplexer. Ich möchte, dass diese Übungen für Dich zu Bewegungen werden, die Dir über viele Jahre hinweg Freude bereiten. Du sollst sie nicht nur für ein paar Monate anwenden, bis Du etwas an Gewicht verloren hast. Sobald Du merkst, wie sich Deine Bewegungsfähigkeit verbessert hat, wirst Du die Motivation finden, dabei zu bleiben.

Ich habe das Programm Schritt für Schritt so entwickelt, dass die einzelnen Bewegungen mit der Zeit immer komplizierter werden. Je trainierter Du also bist, desto schwieriger müssen die Übungen sein – so wirst Du diese stets als neue Herausforderung empfinden.

Wenn Du regelmäßig läufst, Rad fährst, Tennis oder Golf spielst, habe ich für Dich spezielle Varianten des Programms entwickelt. Für den größten Teil des Jahres kannst Du das reguläre Programm anwenden. Dann, bevor Deine Sportsaison beginnt (im Sommer oder Winter), kannst Du zu Deinem Spezialprogramm wechseln, um Dich so bestens in Form zu bringen.

Die besonderen Vorteile meines Programms

Eine der Vorzüge meines Programms ist es, dass Du bereits nach einer kurzen Trainingszeit eine deutliche Verbesserung Deiner Fitness feststellen wirst. Du musst nicht 30 Minuten lang Gewichte stemmen, weitere 30 Minuten lang Aerobic-Übungen machen und Zeit für Aufwärm- und Abkühlbewegungen vor und nach dem Training investieren.

Emme

Als Topmodel und Fernsehmoderatorin Emme mit ihrer Fitness anfing, wollte sie die Kraft ihres Körpers vom Inneren bis hin zu den Fingerspritzen fühlen können. Aus diesem Grund ist sie eine große Anhängerin meiner Techniken. „Immer wenn Ralf und ich miteinander arbeiten, winke ich zuerst ab und sage ‚Oh mein Gott, das ist das anspruchsvollste Training, das ich jemals gemacht habe.' Ich betrachte es als einziges ganzheitliches Workout. Sogar meine Fingerspitzen werden dabei wund." sagt sie. „Noch niemals zuvor bin ich so bis in den kleinsten Muskel hinein gefordert und trainiert worden."

Ein ehemaliger Universitätsruderer, der sich selbst als „Spitzenathlet" bezeichnet, gibt Emme vollkommen Recht, dass sie besonderen Wert auf ihre Rumpfmuskeln und die Verbindungen zu den anderen Muskelgruppen legt, die damit arbeiten. „Wenn Sie den Rumpf des Körpers

Eine neue Lebenseinstellung

nicht kompakt und stark ausgebildet haben, dann werden Sie auch nirgendwo anders stark sein können. Es ist wie mit dem Fundament eines Hauses. Hat ein Haus schon im Keller Bruchstellen, dann ist auch der Rest der Struktur schwach", meint er.

Als Topmodel und Person des öffentlichen Lebens in den USA legt Emme einen sehr großen Wert auf das stets wachsende Bewusstsein, dass Fitness viel mehr bedeutet als nur „dünn" zu sein. „Ich möchte Fitness für jedes Alter und jeden Personenkreis ermöglichen. Es ist doch lächerlich, dass alle denken, sie müssten ultradünn sein, um von den Anderen akzeptiert zu werden. Ich kenne Leute, die rundlicher und dick wirken, aber nur, weil sie als Triathleten täglich trainieren müssen. Vergleichen Sie diese Menschen einmal mit denen, die zwar auf ihre Figur achten, sich aber sonst nicht sportlich betätigen. Diejenigen, die gut gebaut und trainiert sind, leben in Wahrheit viel gesünder und sind obendrein noch körperlich fit", sagt sie.

Weil in jeder meiner Trainingseinheiten vier Möglichkeiten stecken, den Körper wieder fit zu machen, habe ich mein Programm in den USA „Four Way Burn" genannt. Ich möchte Dir einen Einblick geben, wie jeder dieser vier „Wege" Deinen Körper stärkt.

Vorteil 1: Gleichklang von Körper und Seele

Viele der heutigen Fitnessübungen erfordern keine große Aufmerksamkeit. Wenn Du zum Beispiel auf einem Laufband läufst, dann kannst Du dabei fernsehen oder Musik hören. Wenn Du Gewichte stemmst, dann konzentrierst Du Dich darauf, Deine Wiederholungen still mitzuzählen. Durch Four Way Burn erhältst Du einen anspruchsvollen Weg aufgezeigt, der die geistige Mitarbeit voraussetzt, um den Körper und die Atmung in Balance zu halten. Zusätzlich werden alle Körperteile gleichermaßen mit einbezogen. Wir neigen

dazu, unser Training auf die Übungen zu konzentrieren, die entweder einfach sind oder die uns am Besten liegen. Infolgedessen endet das Ganze meist damit, dass einige Körperregionen unbeachtet bleiben. Bestimmt hast Du mit Deiner Führungshand (meistens ist es die Rechte) mehr Koordination und Kraft, als in der anderen Hand. Four Way Burn verlangt, dass Du beide Seiten Deines Körpers gleichmäßig einsetzt. Deine Muskeln und Dein Gehirn werden sich an diese neue Herausforderung, mit der Du mehr Kontrolle über den Körper bekommst, sehr schnell gewöhnen.

Vorteil 2: Kardiovaskuläre Erkrankungen und Lungenkapazität (Zivilisationskrankheiten)

Bei den Übungen wirst Du gleichmäßig und tief ein- und ausatmen. Du wirst keine Luft mehr anhalten, wenn Du dies beim Heben von Gewichten bislang so gewohnt warst. Ohne die richtige Atemtechnik sendet das Zentralnervensystem Befehle aus, um den verbleibenden Sauerstoff zu sichern. Und genau darunter leiden dann die Muskeln, weil diese gespannt aber unterversorgt bleiben.

Durch tiefes Durchatmen werden sowohl die inneren Organe wie auch die Muskeln am Leben gehalten, damit diese weiterarbeiten können. Deine Sinne werden dadurch geschärft und Du konzentrierst Dich noch besser auf jede Kleinigkeit in der Umgebung. Durch tiefes Einatmen dehnt sich der Brustkorb und die tieferen Körperzonen bis hin zum Zwerchfell aus, so dass auch die Unterleibsmuskeln stimuliert werden.

Auch musst Du nach einer Übung nicht mehr abbrechen, sondern höchstenfalls eine kleine Pause einlegen. Das hält Herzfrequenz und Atmung auf Trab, gibt Herz und Lunge ein optimales Workout und verbessert deren Kapazität.

Vorteil 3: Mehr Ausdauer, mehr Kraft, bessere Stabilität

Manche Fitnessübungen lassen Muskeln schwer und kompakt anwachsen, was den Körper aus dem Gleichgewicht bringt. Bei Four Way Burn verwendest Du kleine Gewichteinheiten von ca. zwei Kilogramm und dehnst dabei immer wieder Deinen Körper.

Du stellst Dich in ganzer Körpergröße auf und streckst Deine Arme und Beine von Dir. Dies bewirkt das Gegenteil und Deine Muskeln werden beim Wachsen gebremst. Zu meinen Klienten sage ich immer, sie müssen langfristig und bewusst denken, wenn sie mit dem *Performance-Ball* arbeiten. Die Erweiterung und Kräftigung der Muskulatur ist das Resultat des Trainings.

Die Gelenke der Füße, Knie, Hüften, Schultern und Ellbogen werden von kleinen Muskeln stabilisiert. Diese Muskeln bleiben in der Regel beim Training unbeachtet und damit außen vor. Dafür fließt alle Energie in die ohnehin schon größeren Muskeln wie Bizeps, Oberkörpermuskeln oder dem Quadriceps, der vierköpfigen Muskelpartie in den Oberschenkeln. Diese kleinen Stabilisierungsmuskeln werden nur dann gefordert, wenn Arme und Beine vollkommen gestreckt sind. Aus diesem Grund verlangen die meisten meiner 40 Übungen, dass Du Deine Arme und Beine ausstreckst. Sie werden nicht angewinkelt oder gar überdehnt. Solange das zu tragende Gewicht nicht zu schwer ist, bleiben die großen Muskeln hiervon unberührt und versuchen nicht, in dieses Training einzugreifen. Dadurch werden nur Deine wichtigen, kleinen Muskelpartien angesprochen und beginnen sofort zu wachsen und geben den Gelenken dadurch mehr Sicherheit und Stabilität.

Ein weiterer Vorteil des Trainings der kleinen Muskelgruppen, ist die geringere Abnutzung der Gelenke. Hierzu sagt Dr. Evan Karas: „Dadurch werden die auftretenden Kräfte besser auf das ganze Gelenk verteilt. Wer unter Arthritis im Knie leidet, kann weniger Druck auf das ganze Kniegelenk verteilen. Dieses beschränkt sich nur noch auf wenige Positionen des Gelenks, um so Schmerzen zu vermeiden. Wenn Sie Ihr Gelenk nicht mehr gleichmäßig bewegen und belasten können, kann es auch nicht die auftretende Kraft gleichmäßig verteilen."

Mein Programm ist auch für eine größere Stabilität in den Füßen geeignet. Deine Füße spielen beim Senden von Signalen zu Deinem Gehirn eine entscheidende Rolle, sodass Dein Kopf stets den Körper und seine Bewegungen unter Kontrolle hat. Die Füße der meisten Menschen sind jedoch nicht stark genug, um diese Signale korrekt weiterzugeben. Schwache Füße führen außerdem zu einem Ungleichgewicht in den Knien, der Hüfte und der Wirbelsäule. Bei *Four Way Burn* werden Deine Füße kräftiger und verbessern so Dein Gleichgewicht.

Vorteil 4: Höherer Kalorienverbrauch
Die meisten Aerobic-Übungen sind nur für die Beine, jedoch nicht für den Oberkörper gedacht (Ausnahme sind Langlaufen und Rudern). So verbrennen viele der Muskeln während des Trainings kaum Kalorien. *Four Way Burn* bringt jetzt alle Deine Muskeln auf Trab: Arm-, Brust-, Rücken-, Bauch-, Po- und Beinmuskeln. Alle Muskeln verbrennen jetzt Kalorien. Damit ist das Programm auch ein besserer Weg zur Gewichtsabnahme als viele andere. Außerdem verbessert sich der Stoffwechsel, was den Kalorienverbrauch nach jeder Programmeinheit gleich für mehrere Stunden erhöht.

Dies sind die vier großen Verbesserungen, die in *Four Way Burn* bzw. *Fit mit der Hennig-Methode* stecken und die Du erzielen wirst. Aber es warten noch weitere Vorteile auf Dich.

- Deine Körpermuskulatur wird von mehreren Seiten gleichzeitig beansprucht. Sit-Ups und Bauchtraining sind einfache, seitliche Bewegungen, die Deinen Körper nicht auf die Weise fordern, wie Du Dich in Wirklichkeit bewegst. Bei *Fit mit der Hennig-Methode* steuerst Du den *Performance-Ball* um Deinen Körper herum und beanspruchst so Deine Hüften und Beine. So kontrolliert der ganze Oberkörper die Bewegungen und reguliert die Kraft auf beiden Körperseiten.
- Arme und Beine arbeiten gleichmäßiger zusammen. Du verbesserst so im gleichen Atemzug Deine Reaktionszeit, Beweglichkeit und Kraft. Diese Werkzeuge erweitern bei den meisten Sportarten das Leistungsvermögen und helfen Dir auch im täglichen Leben – ob beim stundenlangen Shoppen in der Fußgängerzone oder beim Einkaufen in einem überfüllten Geschäft.
- Je besser die Kommunikation zwischen

Eine neue Lebenseinstellung

Körper und Geist funktioniert, desto besser wird auch Dein Wohlempfinden sein. Zusätzlich regen die Übungen Deinen Körper an, um mit der Ausschüttung von Endorphinen zu beginnen, sodass Du Dich glücklich und entspannt fühlen wirst.

- Wenn Du Dich an die einfachen Grundregeln der Übungen hältst, dann wirst Du Dich schnell fit und in Form fühlen. Je stärker Du Dich an die neuen Aufgaben gewöhnst, desto besser wirst Du mit diesen Anforderungen umgehen können. Deine Leistungsgrenze wird sich dabei immer weiter in die Höhe schrauben und die neu erlangte Fitness und Widerstandsfähigkeit, wird Dir in Fleisch und Blut übergehen.

Nancy Simpkins

Vor mehr als 30 Jahren rappelte sich der Cousin von Nancy auf und nahm bei einem Outdoor-Abenteuer teil, das ihn bis an die physische Belastungsgrenze heranführen sollte. Nach einigen Jahren dachte Nancy an jenes Abenteuer ihres Verwandten und überlegte, ob sie sich diesen Trip auch zutrauen würde. „Wäre das nicht klasse, wenn ich auch das Outdoor-Abenteuer schaffen würde? Mit Ende Vierzig hörte sie mit der ewigen Fragerei auf und buchte diesen Belastungstest für sich. „Ich wusste, dass ich einen 20 Kilogramm schweren Rucksack würde tragen müssen und dass dies eine gute Vorbereitung benötigt. Zwar war ich sportlich aktiv, aber ich hatte niemals zuvor an einem regelmäßigen Fitnessprogramm mitgemacht", sagt sie.

Nancy war schon einige Zeit in einer meiner Trainingsklassen, als sie mit den Vorbereitungen für ihr großes Abenteuer begann. Sie trainierte Arme und Beine, arbeitete an Kondition und Gleichgewicht und begab sich nach Colorado zum Wildwasser-Rafting und zum Klettern auf einen Viertausender.

Nancy ist Mutter von zwei Kindern und trainiert nach wie vor regelmäßig mit mir, um ihre Fitness zu halten. So kann sie allen Herausforderungen bei ihrem aktiven Lebensstils mit Bravour begegnen. „Wahrscheinlich bin ich jetzt mit 50 in besserer Form, als ich es mit 25 war", sagt sie heute. „Ich spiele Tennis und fahre Ski und bei beiden Sportarten bewegen sie sich immer gleichzeitig in verschiedene Richtungen. Drehen, Biegen, Strecken, alles ist mit dabei. Und Ralf ist sehr gut darin, an den passenden Übungen für meinen Lebensstil zu feilen." „Wir machen auch viele Übungen, die für das Gleichgewicht bestimmt sind. Der Gleichgewichtssinn ist der Schlüssel für alles, was wir in unserem Leben machen. Ob Stehen oder Rennen. Wenn die Mitte ausgeglichen ist, dann treffen Sie einen Tennisball viel genauer. Sie bleiben länger fit und verbessern zudem bei allem die Technik."

Jetzt geht's los

Wie schon zuvor erwähnt, lädt Dich *Fit mit der Hennig-Methode* zu einem Training über vier jeweils einmonatige Etappen mit je zehn neuen Techniken ein. Die Übungen im ersten Monat sind relativ einfach. Du wirst sehr behutsam in die neue Welt der ganzheitlichen Bewegung und Körperhaltung eingeführt, ohne dass Du Dich dabei verrenken musst.

Am Ende des ersten Monats bist Du dann körperlich in der Lage, die kommenden Übungen anzugehen.

Alles was Du brauchst, ist ein geeigneter Ball und etwas Platz um Dich herum. Meine Klienten arbeiten mit einem Ball, den ich eigens für dieses Programm entwickelt habe, den so genannten *Performance-Ball*. Er hat die Größe eines kleineren Medizinballs, ist mit einer elastischen und sehr griffigen Oberfläche ummantelt und kann über *www. motorbuch-versand.de* oder bei *www. performanceball.de* bezogen werden.

Wenn Du den *Performance-Ball* mit beiden Händen hältst, dann werden Deine Schultern durch seine Größe ganz automatisch in der richtigen Position gehalten. Der Ball ist weich und Du kannst Dich ganz leicht an ihm festkrallen, sodass auch die Finger und Hände trainiert werden. Außerdem tut es nicht weh, sollte er Dir einmal auf die Füße fallen. Mit seiner griffigen Hülle liegt er gut in den Händen, und zwar auch dann, wenn diese mit der Zeit etwas verschwitzt sind.

Obwohl mein Programm *Four Way Burn* eigens für den *Performance-Ball* entwickelt wurde, kannst Du auch Alternativen verwenden. Zum Beispiel:

- **Ein leichter Medizinball.** Zwar habe ich im letzten Kapitel die Problematik mit zu schweren Medizinbällen erwähnt, wenn Du aber einen etwa zwei Kilogramm leichten Medizinball benutzt, dann wäre dieser eine passende Alternative. Aber Vorsicht: Überschreite dieses Gewicht auf keinen Fall. Du würdest Schwierigkeiten haben, einen schwereren Ball bei den komplizierten Bewegungen zu kontrollieren und es würde den natürlichen Schritt verlangsamen und zugleich das Gleichgewicht stören. Besorge Dir daher einen Medizinball in der Größe eines Basketballs.

- **Ein Wasserball und Gewichte ums Handgelenk.** Sich mit den richtigen Gewichten um das Handgelenk und einem aufblasbaren Ball zu bewegen, der genau die richtige Größe hat, damit die Schultern in der richtigen Position bleiben, ist eine günstige Alternative. Die Gewichte ähneln Manschetten für die Fußgelenke. Besorge Dir ein Paar, das zusammen etwa zwei Kilogramm wiegt und bequem an den Handgelenke sitzt.

Schwierigkeitsgrad

Für jede Übung in diesem Buch gibt es drei Schwierigkeitsstufen: Anfänger, Fortgeschritten und Profi. So kannst Du das Trainingspro-

gramm über eine lange Zeit anwenden, ohne Dich dabei unterfordert zu fühlen – auch wenn Dir mein Programm mit der Zeit immer leichter fallen wird und Du Dich rasch an die Übungen gewöhnen solltest. Ich empfehle Dir, entweder als Anfänger oder Fortgeschrittener zu starten. Wie auch immer Du Dich entscheidest, der Fragebogen vor dem Übungsteil hilft Dir, den idealen Startpunkt zu finden. Im Allgemeinen gilt jedoch die Stufe, bei der Du auf Anhieb alle Etappen bewältigen kannst. Wie auch immer, Du hast es stets selbst in der Hand, eine höhere Schwierigkeitsstufe einzubauen. Du findest die Hinweise hierzu vor jeder Übung.

So geht es durch die einzelnen Runden

Absolviere in jeder Runde die Techniken 1–3 und wiederhole diese dann. Danach folgen die Übungen 4–7, die Du auch ein zweites Mal angehen solltest. Es folgen die Übungen 8–10, die Du bitte ebenfalls wiederholst.

So absolvierst Du jede Übung gleich zwei Mal. Im ersten Abschnitt wird die Kommunikation zwischen Geist und Körper angesprochen, sodass diese in besserer Harmonie miteinander arbeiten. Der zweite Teil spricht dann die Muskelgruppen an und stärkt diese in Bewegung und Ausdauer. So verbrennst Du auf der einen Seite Kalorien und stärkst zugleich die Muskeln.

Im Laufe der Zeit erweiterst Du bei jeder Übung Deine Leistungsgrenze. Am Ende eines Kapitels findest Du jeweils eine Tabelle, auf der die empfohlene Zahl der Wiederholungen bei den einzelnen Übungen angegeben ist.

Zeitplan

Wenn Du nach *Fit mit der Hennig-Methode* dreimal in der Woche trainierst, wirst Du das bestmögliche Ergebnis erzielen. Ich empfehle Dir, zwischen den einzelnen Übungstagen einen Tag Pause einzulegen. An den freien Tagen kannst Du eine andere Sportart oder andere körperliche Aktivitäten, die Du magst, betreiben.

Solltest Du sehr sportlich sein oder vor einem großen Sportereignis stehen und täglich trainieren müssen, lege die Übungseinheiten einfach auf die anderen Tageshälften. Dann trainierst Du nach meinem Programm zum Beispiel morgens und Deinen Lieblingssport am Nachmittag – oder abends. Wie auch immer, Du wirst eine passende Einteilung finden. Achte aber bitte drauf, dass Du Dir einen Tag in der Woche freihältst, an dem sich Dein Körper regenerieren und wieder zu Kräften kommen kann.

Kein Warm-up und kein Cool-down

Da bei jeder Übung ganz automatisch an Deiner Dehnungsfähigkeit gearbeitet wird, musst Du vor oder nach einer Übung kein Stretching machen. Bitte denke daran, dass dies ein Dehnungs- und Kräftigungsprogramm für Deine gesamten Muskelpartien ist. Die ersten drei Techniken beinhalten jeweils das Warm-up. Darum ist es wichtig, den Techniken in den einzelnen Programmteilen genau zu folgen.

Keine Ablenkungen

Finde für die Übungen einen ruhigen Trainingsplatz ohne Fernsehen, Radio, Telefon oder andere Ablenkungsmöglichkeiten. Solltest Du Dich für eine Turnhalle entscheiden, dann empfehle ich, dass Du Deine Übungen nicht gerade vor einem Spiegel absolvierst. Es ist sehr wichtig, dass Du Dich auf Deine Bewegungen konzentrierst. Nur ein optimales Gefühl für Deine Bewegungen erlaubt es Deinem Nervensystem, sein Reaktionsvermögen zu steuern. Dadurch wird Deine Eigenwahrnehmung gestärkt, wodurch Du Deinen sich bewegenden Körper besser kontrollieren kannst. Außerdem verlangsamt ein Spiegel Deine Reaktionszeit und entzieht Dir wertvolle Aufmerksamkeit, die Du für die Kommunikation von Gehirn und Körper benötigst.

Starre während den Übungen einfach nur vor Dich hin und konzentriere Dich auf Deinen Körper.

Laufe barfuß

Du wirst ein besseres Gefühl für Deine Füße und Deinen Körper bekommen, wenn Du Dir angewöhnst, möglichst oft keine Schuhe zu tragen. Wenn Du Schuhe tragen musst, dann solltest Du neue verwenden.

Seitenwechsel

Für Deinen Gleichgewichtssinn und die Symmetrie ist es wichtig, dass Du jede der Übungen mit beiden Körperseiten durchführst, es sei denn, es ist anders angegeben. Wir haben eine ganz natürliche Vorliebe dafür, alles mit unserer dominanten Körperseite zu machen. Dies führt zu einem mangelnden Gleichgewichtssinn und zu einer körperlichen Schieflage. Indem Du damit aufhörst, schenkst Du Deiner schwächeren Seite die Aufmerksamkeit, die Du benötigst, um Deinen Körper wieder ins Gleichgewicht zu bringen.

Nehme Dir Zeit

Hetze nicht durch die Übungen. Am Ende jedes Kapitels findest Du Tabellen, in denen ich eine optimale Zeitdauer für jede der Übungen vorschlage. Wenn Du Dir etwas mehr Zeit nimmst, dann kannst Du Dich besser auf Deine Schrittstellung konzentrieren, sodass jedes Gelenk in alle Richtungen bewegt wird. So wird jedes Gelenk auch an seiner schwächsten Stelle angesprochen, sodass sich auch diese Muskeln verbessern.

Hinweis

Dein Körper wird während der ersten sechs bis acht Wochen erst wieder lernen müssen, sich richtig zu bewegen. Die Körperteile werden mit der Zeit wieder besser kommunizieren und sich harmonischer bewegen. Dein Körper hatte viele Jahre lang Zeit, um sich an seine jetzige ungesunde Lage zu gewöhnen. Genauso wird es auch jetzt wieder einige Zeit brauchen, um ihn umzustellen. Nimm es an. Die kommenden Wochen und Monate werden Deine Kraft, Beweglichkeit und Herz- und Lungenkapazität erweitern.

Teil 2: Das Aufbau- programm zum Erfolg

Schritt für Schritt – erst die Stabilität, dann die Mobilität

Das Aufbauprogramm, mit dem wir jetzt starten werden, kannst Du alleine, mit Deinem Partner oder in einer Gruppen trainieren, wie etwa bei einem Aerobic-Kurs oder in einem Fitness-Studio. Die Möglichkeiten des folgenden Balltrainings sind so vielfältig, dass es keine Rolle spielt, wie und wo man trainiert. Hauptsache Du trainierst. Schon ein paar Stunden pro Woche reichen aus, um deutliche Verbesserungen zu erzielen. Eine größere Leistungsfähigkeit im Sport sowie mehr Kraft und Beweglichkeit im Alltag werden sich bei Dir in kürzester Zeit einstellen:

• Dein Geist und Dein Körper werden im Einklang sein.
• Du wirst ein besseres Gleichgewicht haben.

• Dank Deiner besseren Koordination und Power wirst Du neue Sportarten betreiben können.
• Aufgrund Deiner besseren Beweglichkeit wird Dir das Heben und Tragen von Gegenständen leichter fallen.
• Deine Knie-, Schulter- und Ellbogengelenke werden kräftiger.
• Deine Reaktionszeit, Schnelligkeit und Ausdauer werden besser.
• Deine Körperhaltung wird aufrechter.
• Das Training beugt Verletzungen z.B. in den Gelenken, Knien, dem Oberschenkelhals u.s.w. vor, kräftigt die Bauchmuskulatur und fördert die Bildung von Endorphinen und sorgt so für eine bessere Entspannung und ein intensiveres Glücksgefühl.

Dynamische Gelenkverstärkung

Unser Körper ist nur so stark, wie sein schwächstes Glied. Unsere Gelenkmuskeln geben den Gelenken die nötige Kraft, damit wir Arme und Beine bewegen und sie als perfekte Werkzeuge einsetzen können. Bei meinem Konzept ist es sehr wichtig zu verstehen, dass eine Verbesserung der Leistungsfähigkeit nur dynamisch, das heißt, in mehreren kleinen Stufen – quasi Schritt für Schritt – zu erreichen ist. Im Gegensatz zu anderen Krafttrainingsmethoden (Yoga, Pilates oder Physio-Training), bei denen ganz ähnliche

Bewegungen geübt werden. Meine Methode legt einen größeren Wert auf die kleinen Muskelgruppen, die dynamisch gestärkt und praktisch angesprochen werden.

Die Gelenkmuskeln können nur so stark sein, wie sie jeweils gefordert werden. Und das Leistungsniveau schwindet rasch, sofern man nichts für den konstanten Muskelaufbau unternimmt. Durch die vielseitigen Bewegungen (hoch, runter; rechts, links; schnelle und langsame Drehungen), die in jeder der Übungen stecken, trainieren wir diese versteckten

Muskelpartien gezielt. Mein *Performance-Ball* ist deswegen perfekt auf den Körper abgestimmt und damit ein wichtiges Hilfsmittel zur Stimulierung der kleinen Muskelgruppen. Diese Systeme unterstützen sich alle gegenseitig. Sofern sie entsprechend gefordert werden. Dadurch werden unsere Muskeln zwar nicht sofort größer, aber dafür umso kräftiger, belastbarer und ausdauernder. Dieses „kleine" Wachstum braucht seine Zeit, da unser Körper stets auf seine schwächsten und verletzungsgefährdetsten Teile Rücksicht nimmt und nicht auf die ohnehin schon kräftigen Muskelpartien, wie im Brust-, Schultern- und Oberschenkelbereich.

Aus diesem Grunde besteht mein Programm aus vier verschiedenen Runden, die alle den Körper und den Geist gleichermaßen fordern. Sie geben Dir die nötige Zeit, Deinen Körper schrittweise aufzubauen, und zwar auf eine Weise, dass er nicht nach kurzer Zeit schon Schaden nimmt. Alles Gute auf dieser Welt braucht seine Zeit, ob in den USA oder in Europa.

Der *Performance-Ball* ist so entwickelt, dass er auch eine therapeutische Wirkung hat. Das besonders weiche und griffige Oberflächenmaterial, massiert und kräftigt die Finger, Hände und Handgelenke. Ein kräftiger Bizeps und Schultermuskeln allein taugen nichts, wenn man mit den Händen keinen schweren Gegenstand greifen und halten kann. Und weil alle Gelenke unseres Körpers indirekt miteinander verbunden sind, versteht es sich von selbst, dass auch die Ellbogen, Schultern und der gesamte Schultergürtel entsprechend gefördert werden müssen. Mit Bewegungen, die sich bei meinem Konzept, wie aus einem Guss gegenseitig ergänzen, sind alle Körperteile gleichzeitig mit von der Partie und werden nicht außer Acht gelassen.

Gerade die Koordination zwischen der oberen und der unteren Körperhälfte ist wichtig, damit Informationen mit allen Körperteilen abgestimmt werden können. So bekommen beim aufrechten Sich-Bewegen mit dem Ball die obere Körperhälfte, sowie Hüft-, Knie- und Fußgelenke ein perfektes Kraft- und Stabilisationstraining – von den Finger- bis zu den Fußspitzen.

Besonders intensiv wirkt das Training, wenn die Übungen nur auf einem Bein ausgeführt werden. Dann lastet das Körpergewicht auf einer Körperseite und das ist die allerbeste Voraussetzung, wenn Du Dich mit der Zeit ganz ohne irgendwelche Hilfsmittel fortbewegen willst.

Die erste Runde

Bist Du bereit? Nun ist es an der Zeit loszulegen und zu sehen, wie man die Techniken anwendet. Denke bei jeder Übung daran, gleichmäßig zu atmen. Wenn Du Dich auf Deine Bewegungen konzentrierst, dann vergrößerst Du ganz automatisch Deinen Bewegungsradius. Konzentriere Dich auf jede einzelne Aufgabe und genieße das neue Körperwohlbefinden. Schenke den Übungen Deine ganze Aufmerksamkeit! Nur so kommst Du in den vollen Nutzen von *Four Way Burn*.

Lege einfach los. Aufwärmen oder Dehnen kann man sich hier sparen. Durch das Training, wird man gezielt und schonend in Bewegung versetzt.

Schultern immer gerade halten. Ziehe Deine Schulterblätter zusammen und halte den Oberkörper gerade sowie aufrecht und vermeide eine gebeugte Haltung. Das stärkt den Schultergürtel, was wiederum für eine aufrechte Körperhaltung wichtig ist.

Rückrat und Po. Meinen Klienten bringe ich zuerst immer bei, Becken und Po in der richtigen Position zu halten. Das Becken sollte leicht nach vorne gekippt werden. Dadurch musst Du Deine Bauchmuskeln anspannen und den Po zusammenziehen. Ansonsten würde man Bauch und Po einfach hängen lassen und dadurch nach hinten kippen.

Stehe eng. Für die meisten der 40 Übungen müssen die Füße an der Schulterbreite oder noch etwas enger ausgerichtet werden – auch wenn man sich eigentlich gerne breitbeiniger hinstellen würde, um ein besseres Gleichgewicht zu bekommen. Wenn Du das jedoch machst, dann arbeitest Du nicht zugleich auch an Deinem Gleichgewichtssinn, was aber unerlässlich ist. Ich möchte, dass Du Dich ganzheitlich weiterentwickelst.

Greife fest zu. Wenn Du den *Performance-Ball*, bzw. den Wasser- oder Medizinball nur in den Händen ruhen lässt, dann verpasst Du die vielen Vorteile, die im Einsatz der Finger stecken. Greife bei allen Übungen also fest in den Ball. So wird die Kraft der Finger, Hände, Handgelenke, Unter- und Oberarme und des Oberkörpers gestärkt und Dir werden künftig viele tägliche Handgriffe viel leichter fallen. Gleichzeitig wird so auch dem Karpaltunnelsyndrom vorgebeugt und Du kannst bei vielen Sportarten den Schläger oder Ball besser kontrollieren.

Atme gleichmäßig. Halte niemals die Luft während den Übungen an, sondern atme immer gleichmäßig ein und aus. Ich werde Dich bei jeder Übung an die richtige Atemweise erinnern.

Richard Handler

Als CEO eines globalen Unternehmens für Bankwesen und Wertpapierhandel, hat Richard einen schwierigen und auch körperlich anstrengenden Job, der hohe Konzentration und Ausdauer erfordert. Wenn er also bei seinem eh schon vollen Terminkalender die Zeit für ein Workout hat, dann will er diese nicht damit verschwenden, dass er nur „dickere Oberarme und einen imposanteren Nacken" bekommt. Er will ein Training, das alle Aspekte seiner Fitness verbessert.

Deshalb arbeitet Richard, der CEO der Jefferies Group Inc., seit fast sechs Jahren regelmäßig mit mir. „Wie ich mich fühle, ist bei meinem Job sehr wichtig. Wenn ich gut aufgelegt bin und mich dank regelmäßigen Trainings in guter körperlicher Verfassung befinde, dann bin ich geistig und körperlich ausgeglichen."

Bevor er damit begann, nach meiner Methode zu trainieren, hatte Richard eine schlechte Körperhaltung, war sehr unbeweglich und bekam zudem Nacken- und Rückenschmerzen, wenn er neue Sportarten ausprobierte. Jetzt ist seine Körperhaltung besser, er ist beweglicher und hat auch mehr Kraft und Stabilität im Oberkörper. Seine chronischen Schmerzen flackern zwar immer noch „ein wenig auf, aber lange nicht mehr so stark, wie es vor dem Training der Fall war", sagt er selbst.

Bei vier Kindern und einem sehr hektischen Alltag muss der 44-Jährige immer den größtmöglichen Nutzen aus den kurzen Trainingseinheiten ziehen. „Wenn man einmal die Gelegenheit hatte, mit Ralf zu trainieren, dann weiß man, dass man sein Bestes gegeben hat", sagt er.

Das Aufbauprogramm zum Erfolg

Wie ist Dein Gesundheitszustand?

Vereinbare vor dem Start des Fitnessprogramms sicherheitshalber mit Deinem Arzt einen Termin, um Deinen aktuellen Gesundheitszustand zu überprüfen. Stelle Dir außerdem selbst folgende Fragen, damit Du den passenden Schwierigkeitsgrad bestimmen kannst.

Wenn Du auf die meisten dieser Fragen mit Ja antworten kannst, dann solltest Du auf jeden Fall einen Arzt konsultieren:

- Leidest Du an Atemnot, auch in Ruhephasen?
- Überkommen Dich häufiger Erschöpfungszustände, Schwäche, oder Schwindel?
- Hast Du grippeähnliche Symptome wie Schwitzen oder Brechreiz?
- Rauchst Du, hast Du einen hohen Blutdruck oder einen zu hohen Cholesterinspiegel?
- Wurdest Du in den letzten drei Monaten operiert?
- Hattest Du irgendwelche Verletzungen innerhalb der letzten sechs Wochen?
- Bist Du in physiotherapeutischer Behandlung?
- Bist Du schwanger?
- Hast Du Drehschwindel?
- Fällt Dir das Treppensteigen schwer?
- Brauchst Du Hilfe beim an- und ausziehen?
- Fällt es Dir schwer, Dich auf den Boden zu legen und wieder aufzustehen?
- Fällt es Dir schwer, die Füße im Stehen zu waschen?
- Fällt es Dir schwer, ohne Hilfe in die Badewanne zu steigen?
- Trägst Du Bandagen an Knöcheln, Knien oder anderen Gelenken?
- Fällt es Dir schwer, beim Laufen Gegenstände zu tragen?
- Fällt es Dir schwer, länger als fünf Minuten zu laufen?
- Fällt Dir das Aufstehen aus einem Stuhl schwer?
- Würdest Du Deinen Gesundheitszustand eher als schlecht beschreiben?

Beginne mit dem Schwierigkeitsgrad „Anfänger", wenn Du diese Fragen häufig mit einem Ja beantworten musst:

- Hattest Du in den letzten zwei Wochen eine physiotherapeutische Behandlung?
- Hast Du trotz Behandlung Schmerzen?
- Fällt Dir bereits leichte Hausarbeit schwer?
- Bist Du oft verspannt?
- Hast Du Schlafprobleme?
- Sind Körpergelenke versteift?
- Hast Du Schwierigkeiten, in eine Dusche zu steigen?
- Machst Du weniger als 3 x 30 Minuten Sport in der Woche?
- Fällt es Dir schwer, in die Hocke zu gehen, ohne Dich dabei fest zu halten?
- Fällt es Dir schwer, die Finger hinter dem Kopf zu verschränken?
- Fällt es Dir schwer, auf einem Bein für 30 Sekunden zu stehen?
- Fällt es Dir schwer, Gegenstände über dem Kopf zu halten?
- Brauchst Du einen Caddy beim Golfspielen?
- Bist Du tagsüber müde?
- Findest Du Deine Fitness okay?
- Übst Du auf einem aufblasbaren Ball?
- Kannst Du 20 Minuten bei geringem Tempo trainieren?

Beginne mit dem Schwierigkeitsgrad „Fortgeschrittene", wenn Du bei diesen Fragen oft mit einem Ja antworten musst:

- Arbeitest Du regelmäßig im Garten?
- Kannst Du auf jedem Fuß eine Minute lang stehen?
- Kannst Du zwei Kilogramm schwere Gegenstände in unterschiedlichen Höhen halten?

Wird auf der nächsten Seite fortgesetzt

Fortsetzung von der vorherigen Seite

- Läufst Du beim Golfspielen?
- Bist Du oft mit dem Auto unterwegs?
- Kannst Du schwere Gewichte heben?
- Treibst Du Yoga oder Pilates?
- Stemmst Du regelmäßig Gewichte oder dehnst Gummibänder?
- Kannst Du ohne Pause drei Kilometer gehen?
- Kannst Du langsam und schnell rückwärts gehen?
- Kannst Du auf allen Bodenbelägen joggen oder rennen?
- Kannst Du Delphin- und Rückenschwimmen?
- Kannst Du verschieden große Dinge in unterschiedlicher Geschwindigkeit tragen?
- Trainierst Du mindestens zweimal pro Woche?
- Ist Dein Gesundheitszustand gut?
- Trainierst Du dreimal 20 Minuten pro Woche?

Beginne mit dem Schwierigkeitsgrad „Profis", wenn Du diese Fragen häufig mit einem Ja beantworten musst:

- Kannst Du im Kreis gehen, eine Acht oder seitwärts laufen?
- Kannst Du vorwärts, seitwärts und rückwärts springen?
- Kannst Du verschieden große Gegenstände von unten, oben oder mit beiden Händen greifen?
- Kannst Du verschieden große und schwere Bälle mit einer oder zwei Händen greifen?
- Triffst Du problemlos einen Tennisball oder Baseball mit einem Schläger?
- Spielst Du mindestens zwei Mal die Woche Squash, Badminton oder Tennis?
- Trainierst Du mindestens vier Mal pro Woche?
- Betreibst Du eine Kampfsportart?
- Bist Du Ausdauersportler?
- Kannst Du auf jedem Bein 1½ Minuten stehen?
- Ist Deine Gesundheit ausgezeichnet?

Das Aufbauprogramm zum Erfolg

Push it

Anfänger: Folge der Anleitung unter den Bildern.

Fortgeschrittene: Nimm eine Kampf-stellung ein. Dazu stellst Du ein Bein etwa schulterbreit vor das andere, dabei hast Du das vordere Bein leicht angewinkelt und den Fuß fest auf dem Boden. Das hintere Bein ist durchgestreckt und der Fuß steht mit dem Ballen auf dem Boden. Danach wechsle die Seite.

Profis: Mache die Übung nur auf einem Bein.

Trainiert: Brust, Schultern, Arme und Oberkörper.

Stabilisiert Muskelgruppen: in den Ellbogen, Schultern, Hand-gelenken und Fingern – bei Profis auch in der Hüfte, den Knien und Fußgelenken.

Funktionsverbesserungen: Körperhaltung und -wahrnehmung.

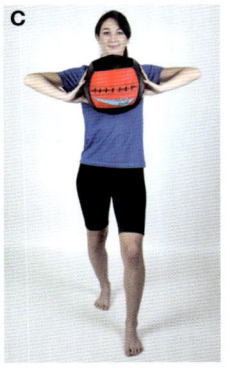
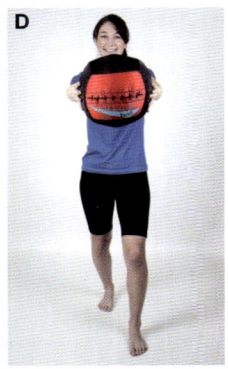

C-D: Fortgeschrittenenlevel

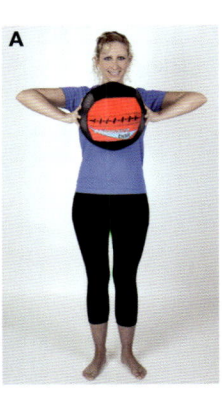
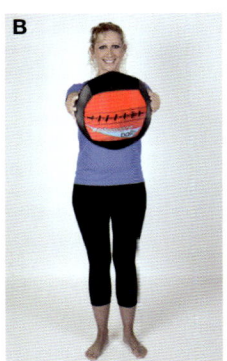

A-B: Anfängerlevel

Beginne im Parallelstand, die Füße stehen etwas schmaler als Deine Schultern breit sind. Halte den Ball (oder die leichten Hanteln) mit festem Griff auf Schulterhöhe vor der Brust. Deine Ellbogen sind auf der-selben Höhe. Drücke den Ball von Dir weg, bis die Arme gestreckt sind. Ziehe den Ball dann wieder an die Brust zurück und wiederhole die Bewegung.
Beim Wegdrücken atmest Du aus, hältst dann den Ball gestreckt und atmest dann wieder ein. Erst beim Heranziehen atmest Du wieder aus. Die ersten drei Wiederholungen erfolgen geradeaus nach vorne. Dann übst Du mit einer Drehung des Oberkörpers drei Mal nach links und dann drei Mal nach rechts.

Richtig:

- Greife mit den Fingerspitzen und den Handin-nenflächen fest den Ball.
- Spanne das Becken und den Po an.
- Ziehe den Ball deutlich an die Brust heran.
- Ziehe die Schulterblätter zusammen und die Schultern nach unten.
- Beine durchdrücken.
- Die großen Zehen an den Boden pressen.

Falsch:

- Den Oberkörper und den Rücken krümmen.
- Den Kopf nach vorne oder hinten kippen.
- Die Schultern nach oben ziehen und den Na-cken steif halten.
- Die Beine locker lassen.
- Die Ellbogen hängen lassen.
- Den Atem anhalten.

Saturn

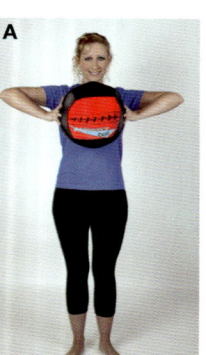
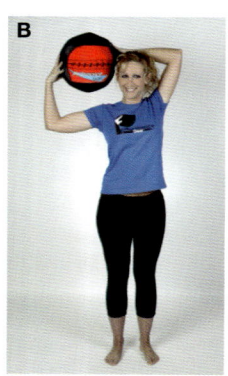
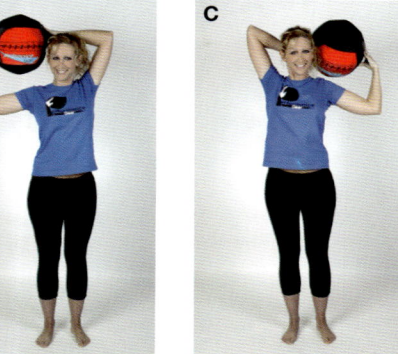
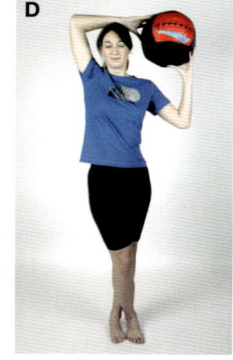

D: Fortgeschrittenenlevel

A-C: Anfängerlevel

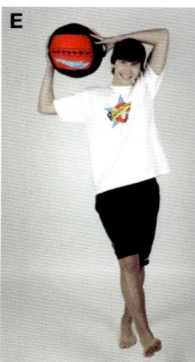

E: Profilevel

Beginne im Parallelstand, die Füße stehen etwas schmaler als Deine Schultern breit sind. Halte den Ball (die leichten Hanteln) mit festem Griff vor den Augen. Deine Ellbogen sind auf Schulterhöhe. Lasse nun den Ball im Kreis in immer derselben Höhe um den Kopf rotieren. Deine Ellbogen bleiben auf Schulterhöhe. Pro Umdrehung jeweils ein- und ausatmen.
Wiederhole die vorgegebene Anzahl in beide Richtungen.

Richtig:	Falsch:
• Der Ball bleibt in konstanter Höhe.	• Die Hüfte nicht bewegen.
• Der Kopf bleibt ruhig.	• Den Kopf nicht bewegen.
• Der Nacken bleibt gerade.	• Den Ball fallen lassen.
• Greife den Ball fest mit allen Fingern.	• Die Arme hängen lassen.
• Habe alle Zehen fest am Boden.	• Den Atem anhalten.
	• Das Gewicht verlagern.

Side Twist

Anfänger: Folge der Anleitung unter den Bildern.

Fortgeschrittene: Nimm eine Kampf-stellung ein. Dazu stellst Du ein Bein etwa schulterbreit vor das andere – das vordere Bein ist leicht angewinkelt, der Fuß steht stabil am Boden. Das Hinterbein ist durchgestreckt, der Fuß steht mit dem Ballen auf dem Boden auf. Dann wechsle die Seite. Versuche die Übungen mit geschlossenen Augen auszuführen.

Profis: Stehe auf einem Bein, strecke die Arme aus und drehe den Kopf mit dem Ball mit. Achte dabei auf Dein Gleichgewicht.

Trainiert: Brust, Arme, Schultergürtel, Nacken, Oberkörper, Bauchmuskeln, Rücken und Taille.

Stabilisiert Muskelgruppen: in den Armen, Handgelenken und Fingern. Bei Profis auch in der Hüfte, den Knien und Fußgelenken.

Funktionsverbesserungen: räumliche Wahrnehmung, Nacken-mobilität, Gleichgewicht, Gelenkmuskulatur in Hüfte, Knien und Knöchel, sowie zum Schutz vor Verletzungen.

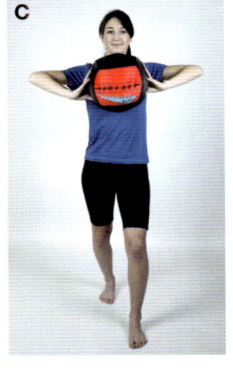
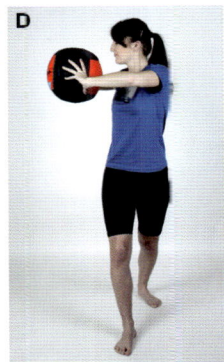

C-D: Fortgeschrittenenlevel

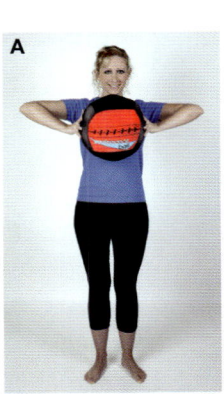
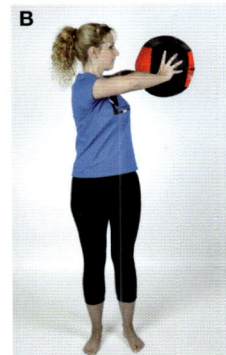

A-B: Anfängerlevel

Beginne im Parallelstand, die Füße stehen etwas schmaler als Deine Schultern breit sind. Halte den Ball (die leichten Hanteln) mit festem Griff vor der Brust. Deine Ellbogen sind angewinkelt auf Schulterhöhe. Drehe jetzt nur den Oberkörper zur Seite; die Hüfte, Knie und Füße bleiben ruhig.
In beide Richtungen gemäß der Tabelle auf Seite 45 wiederholen. Bei jedem Richtungswechsel ausatmen.

Richtig:

- Nur den Oberkörper und die Arme bewegen.
- Schultern locker lassen.
- In gleichmäßigem und ruhigem Rhythmus bewegen.
- Ball auf Brust- und Schulterhöhe heben.
- Zehen fest auf den Boden drücken.

Falsch:

- Achseln nach oben ziehen.
- Hüfte, Knie oder Füße drehen.
- Arme hoch oder nach unten bewegen.
- Atem anhalten.

Schaukelstuhl

Anfänger: Hebe den Ball so hoch wie möglich, ohne jedoch dabei ins Holkreuz zu fallen (Brust- oder Kopfhöhe reicht aus).

Fortgeschrittene: Hebe den Ball mit ausgestreckten Armen und geschlossenen Augen über den Kopf.

Profis: Übung nur auf einem Bein ausführen und dabei die Augen geöffnet halten.

Trainiert: Arme, Nacken, Schultern, Bauch- und Rückenmuskeln, Leiste, Oberschenkel, Po, Waden und Schienbein.

Stabilisiert Muskelgruppen: in den Schultern, Handgelenken, Fingern, Ellbogen, und im Rücken. Bei Profis auch in der Hüfte, den Knien, Fußgelenken und im Fußbett.

Funktionsverbesserungen: Körperhaltung, Balance in der Bewegung, Schultermobilität. Lindert Steifheit und Schmerzen in Nacken und Schultern. Besserer Schlaf, leichteres Aufheben und Transportieren von schweren Gegenständen, größere Ausdauer, bessere Körperkontrolle und mehr Kraft. Verletzungsvorbeugung für die Schultern. Kräftigt Achillesverse und Fußgelenke für besseres Laufen und Springen. Auch Schienbeinverletzungen durch Überbeanspruchung wird vorgebeugt. Funktionelles Krafttraining der Bauchmuskeln, was wiederum gut für den Rücken ist.

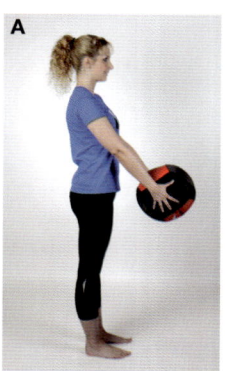
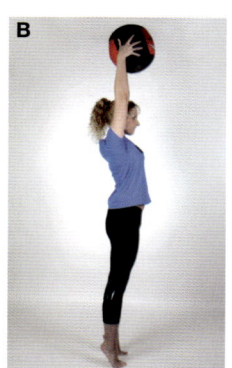
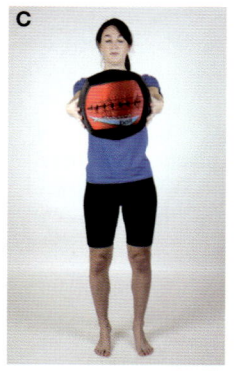
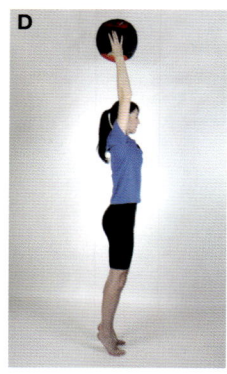

C-D: Fortgeschrittenenlevel

A-B: Anfängerlevel

Beginne im Parallelstand, die Füße stehen etwas schmaler als Deine Schultern breit sind. Halte den Ball (die leichten Hanteln) mit ausgestreckten Armen und festem Griff ca. 20 cm vor Deinen Bauch.
Spanne Bauch und Po an, stelle Dich auf die Fußspitzen und hebe gleichzeitig den Ball nach oben. Dabei nicht die Arme anwinkeln oder die Beine einknicken lassen. Senke dann den Ball und die Füße wieder auf den Boden. Bewege Dich wie ein Schaukelstuhl von der Ferse auf die Zehenspitzen und wieder zurück. Beim Anheben des Balles ausatmen.

Richtig:

- Aufrechte Körperhaltung.
- Gleichmäßiges Tempo.
- Beine durchdrücken.
- Gewicht auf die großen Zehen verlagern.
- Den Ball direkt über den Kopf heben.
- Oberkörper und Rumpf stabil halten.

Falsch:

- Nach vorne oder hinten lehnen.
- Die Arme anwinkeln.
- Das Gleichgewicht verlieren.
- Ball hinter dem Kopf halten.
- Körpergewicht auf Außenriss verlagern.

Das Aufbauprogramm zum Erfolg

Hocken und Drücken

Anfänger: Folge der Anleitung unter den Bildern.

Fortgeschrittene: Schließe die Augen und drücke beim In-die-Hocke-Gehen den Ball abwechselnd nach rechts und links.

Profis: Auf einem Bein und mit geöffneten Augen in die halbe Hocke gehen.

Trainiert: Arme, Schultern, Rücken, Po, Oberschenkel, Achillessehne und Füße.

Stabilisiert Muskelgruppen: in den Armen, Handgelenken, Fingern, Ellbogen, Schultern, Hüfte, Knien und Füßen (intensiver auf einem Bein).

Funktionsverbesserungen: Lindert Rücken-, Hüft- und Knieschmerzen speziell nach langem Sitzen. Mehr Leistungsfähigkeit (auch mental). Fördert Körperhaltung beim Gehen, Laufen und Springen. Das Heben und Tragen fällt leichter. Mehr Körperkraft und Ausdauer.

D-E: Profilevel

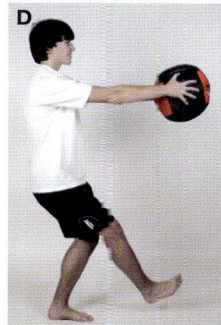

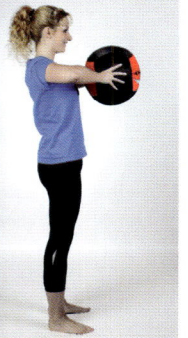
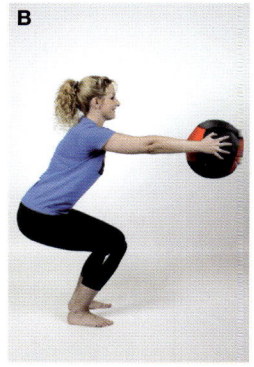
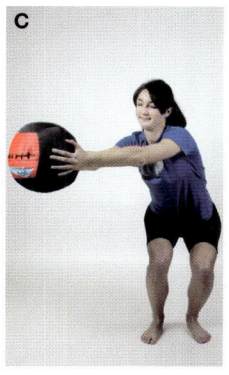
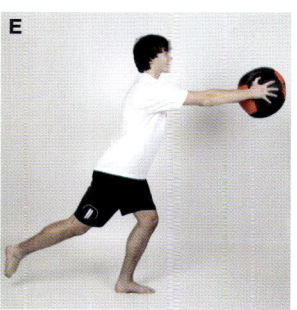

A-B: Anfängerlevel

C: Fortgeschrittenenlevel

Beginne im Parallelstand, die Füße stehen etwas schmaler als Deine Schultern breit sind. Halte den Ball (die leichten Hanteln) mit festem Griff vor der Brust. Deine Ellbogen sind nach außen angewinkelt auf Schulterhöhe. Gehe in die Hocke und drücke den Ball mit ausgestreckten Armen nach vorne. Achte darauf, dass die Fersen am Boden bleiben. Ziehe beim Aufstehen den Ball wieder gegen die Brust, sodass sich die Schulterblätter zusammenziehen. Stehe vollkommen gerade und spanne die Oberschenkel an – das fördert die Stabilisatoren in Hüfte und Knien.
Atme jeweils beim Runter- und Hochgehen aus, verharre in der Hocke und atme wieder ein.

Richtig:

- Fersen am Boden lassen.
- Knie in der Hocke auf Hüfthöhe.
- Rückgrad gerade halten.
- In der Hocke das Steißbein ganz nach hinten strecken.

Falsch:

- Mit den Zehen abstützen.
- Gebeugte Haltung.
- Kopf nach hinten ziehen
- Arme hängen lassen.
- Atem anhalten.

Hula-Hoop

Anfänger: Folge der Anleitung unter den Bildern.

Fortgeschrittene: Nimm die Kampfstellung ein, dabei ein Bein etwa schulterbreit vor dem anderen. Vom hinteren Fuß berühren nur die Zehen den Boden. Augen schließen.

Profis: Trainiere die Übung in beide Richtungen nur auf einem Bein. Augen offen lassen.

Trainiert: Brustmuskulatur, Arme, Schultergürtel, Trizeps, Taille und Bauchmuskeln.

Stabilisiert Muskelgruppen: in den Schultern, Handgelenken, Fingern, Ellbogen, Schultergürtel, Hüfte, Knien und Fußgelenken (intensiver auf einem Bein).

Funktionsverbesserungen: Mehr Kraft in Händen, Gelenken und Fingern. Besseres Ballgefühl. Vorbeugung gegen Arthritis in Hüfte, Handgelenken und der Schulterregion. Verbesserte Reaktionszeit, Schnelligkeit und Koordination – wichtig im Alltag und für den Sport.

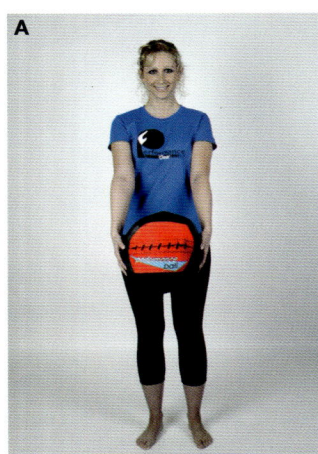

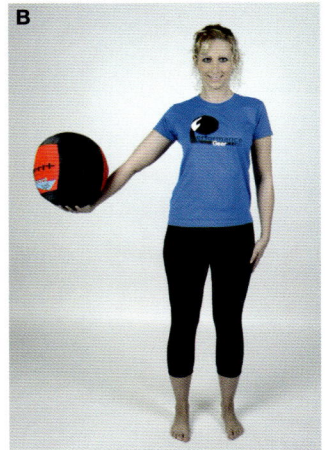

A-D: Anfängerlevel

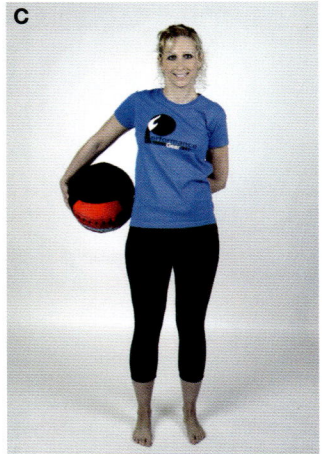

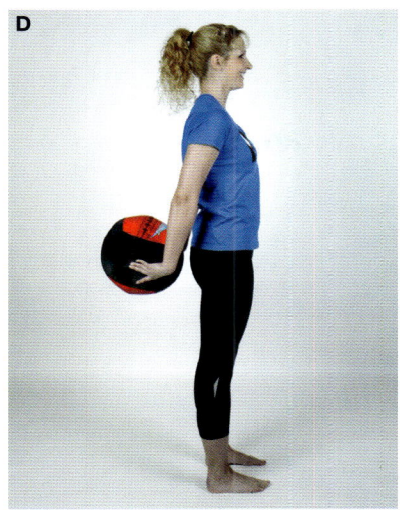

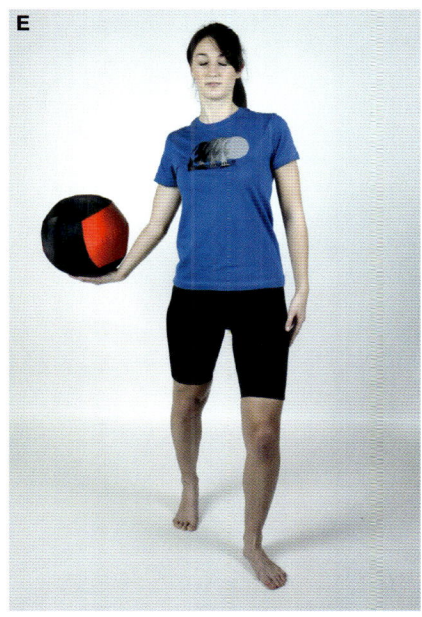

E: Fortgeschrittenenlevel

Beginne im Parallelstand. Die Füße stehen etwas schmaler als Deine Schultern breit sind. Halte der Ball (die leichten Hanteln) mit ausgestreckten Armen und festem Griff ca. 20 cm vor dem Bauch.
Jongliere nun den Ball mit einem ausgestreckten Arm um die Hüfte herum. Am Rücken den Arm wechseln. Erst nach allen empfohlenen Wiederholungen (siehe Tabelle Seite 45) die Drehrichtung wechseln.
Hüfte und Arme ausbalancieren und harmonisch im Rhythmus bewegen.
Atme aus, während der Ball Deine Vorderseite und den Rücken passiert.

Richtig:	**Falsch:**
• Benutze alle Finger, um den Ball zu halten.	• Den Ball fallen lassen.
• Kontrolliere den Ballwechsel auch am Rücken.	• Den Ball von der einen Hand zur anderen werfen.
• Arme strecken.	• Das Gewicht verlagern.
• Schulterblätter beim Wechsel zusammenziehen.	
• Kopf ruhig halten.	
• Fester Stand.	
• Lächeln.	

Kicken und Fangen

Anfänger: Folge der Anleitung unter den Bildern. Tippe mit den Zehen nach jeder Übung kurz auf den Boden.

Fortgeschrittene: Senke nach jeder Übung das Bein wieder ab, aber berühre dabei nicht mehr den Boden.

Profis: Hüpfe nach jeder Übung auf einem Bein zuerst nach rechts und dann links. Wechsle erst nach allen Wiederholungen das Bein.

Trainiert: Beine, Füße, Schultern, Arme, Hände, Finger und Bauchmuskeln.

Stabilisiert Muskelgruppen: in der Hüfte, den Knien und Füßen.

Funktionsverbesserungen: Bessere Balance und Kontrolle beim Leiterklettern, Bergsteigen, Laufen und Gehen. Mehr Power beim Fußballspielen. Verbesserte Reaktionsschnelligkeit (unentbehrlich im Alltag und beim Sport). Vorbeugen von Verstauchungen und Hüftleiden.

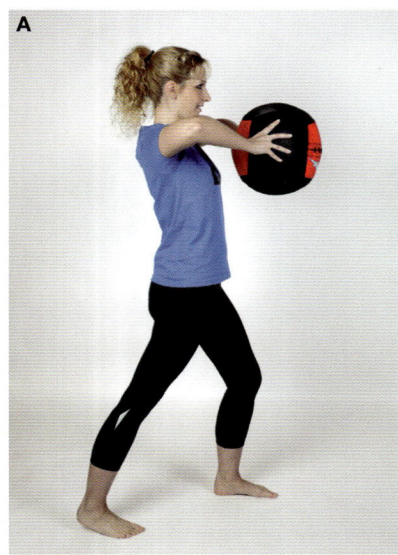
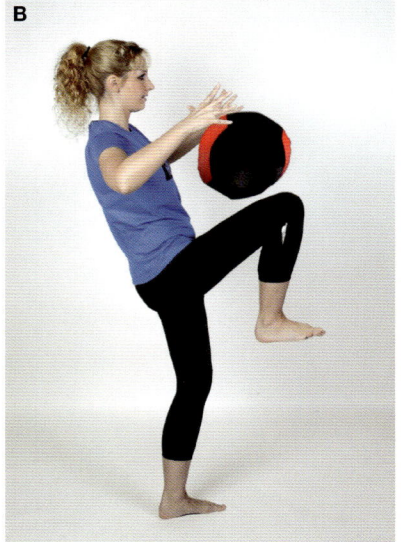

A-D: Anfängerlevel

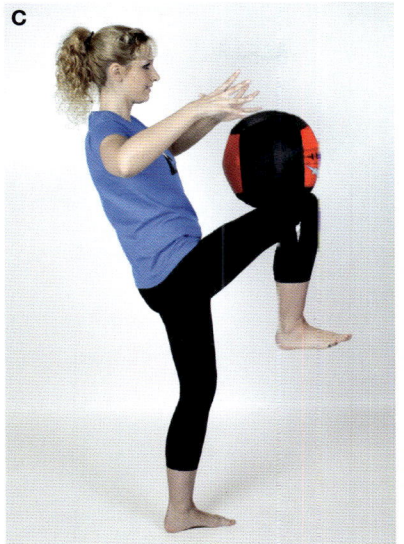

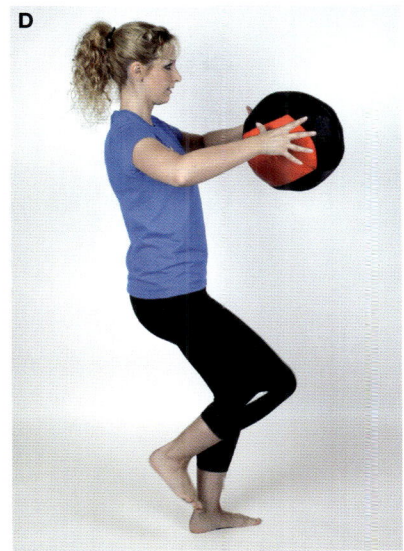

E: Fortgeschrittenenlevel

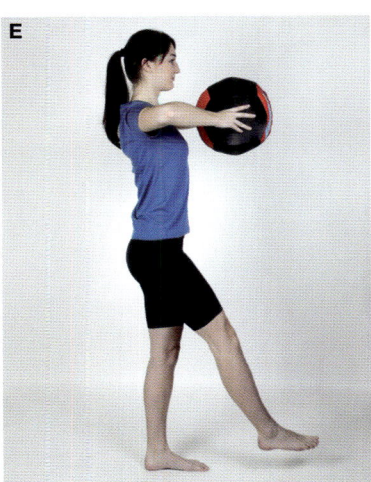

Nimm die Kampfstellung ein. Dabei liegt das Gewicht auf dem hinteren Bein. Halte den Ball mit festem Griff vor der Brust. Deine Ellbogen sind auf Schulterhöhe nach außen angewinkelt. Lass der Ball nun fallen und ziehe gleichzeitig den Oberschenkel des Vorderbeins ruckartig nach oben, sodass sich Ball und Oberschenkel (siehe Bild) treffen. Nun fasse den Ball wieder, verharre kurz und wiederhole die Übung. Atme nach jedem Kick aus. Wechsle das Bein erst nach Abschluss aller Wiederholungen.

Richtig:

- Gleichgewicht halten.
- Fest stehen.
- Bauch angezogen lassen.

Falsch:

- Sich zurücklehnen.
- Mit dem Knie kicken.
- Arme hängen lassen.
- Den Ball mit dem Oberschenkel zu kurz kicken.
- Nicht atmen.

Paradeschritt

Anfänger: Folge der Anleitung unter den Bildern. Beende erst alle Wiederholungen mit dem vorderen Bein und wechsle dann erst das Bein.

Fortgeschrittene: Wechsle nach jeder Übung das Bein und versuche, die Augen geschlossen zu lassen.

Profis: Beende erst alle Wiederholungen mit dem einen Bein und wechsle erst dann auf das andere. Ruhe das Übungsbein am Boden nicht aus. Halte die Augen offen.

Trainiert: Brust, Arme, Schultern, Nacken, Oberschenkel, hintere Oberschenkelmuskulatur, Rücken, Po und Füße.

Stabilisiert Muskelgruppen: in den Händen, Fingern, Ellbogen, der Hüfte, den Knien und Füßen.

Funktionsverbesserungen: Eine dynamische Balance und Koordination ist für alle Aktivitäten, vor allem im Sport, extrem wichtig. Größere Beweglichkeit in der Hüfte, der hinteren Oberschenkelmuskulatur und dem Rückgrat, was zugleich Rückenschmerzen vorbeugt. Gutes Krafttraining für das Handgelenks und die Finger. Hilft besonders im Alltag für das Tragen von Gegenständen.

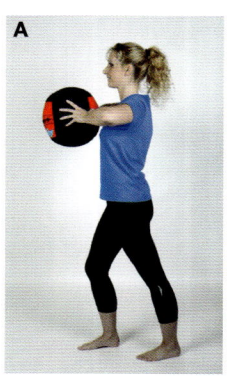 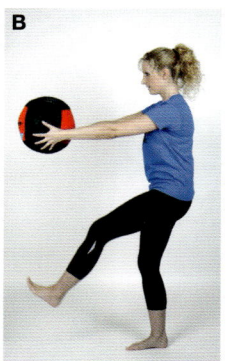 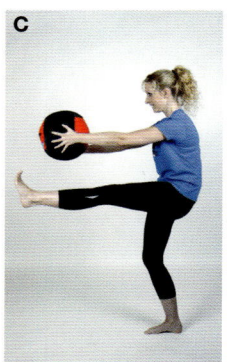 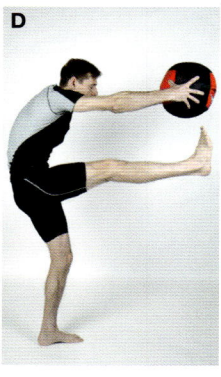

D: Fortgeschrittenenlevel

A-C: Anfängerlevel

Nimm die Kampfstellung ein, das Gewicht liegt auf dem vorderen Bein. Halte den Ball fest vor der Brust. Deine Ellbogen sind auf Schulterhöhe nach außen angewinkelt. Hebe das ausgestreckte Bein langsam soweit wie möglich an und drücke gleichzeitig den Ball nach vorne. Berühre mit dem Ball das Schienbein, wenn möglich auch die Zehen, oder gehe sogar noch weiter nach vorne. Nun lass das Bein wieder kontrolliert ab und ziehe den Ball an die Brust heran. Erst nach Abschluss aller Wiederholungen wird das Bein gewechselt.
Atme beim Wegdrücken und Zurückziehen des Balls jeweils aus.

Richtig:

- Strecke das Bein gerade aus.
- Strecke beide Arme vollständig aus.
- Spanne den Fuß an.
- Beuge Dich, soweit es geht, mit dem Oberkörper über die Hüfte nach vorne.

Falsch:

- Das Gewicht auf die Fußspitzen verlagern.
- Zurücklehnen.
- Das Bein ruckartig hochziehen.
- Mit dem Kopf nach vorne beugen.
- Einen Buckel machen.

Guten Morgen

Anfänger: Versuche, mit dem Ball den Boden vor Dir soweit entfernt wie möglich zu berühren. Richte Dich dann wieder langsam auf.

Fortgeschrittene: Überkreuze die Beine und schließe die Augen.

Profis: Übe abwechselnd nur auf einem Bein. Halte die Augen offen.

Trainiert: Schultern, Nacken, Rücken, Po, hintere Oberschenkelmuskulatur und die Füße.

Stabilisiert Muskelgruppen: in der Händen, Finger, Armen, im Schultergürtel, Hüften, den Knien und Füßen (intensiver auf einem Bein).

Funktionsverbesserungen: Fördert die Bewegungsabläufe beim Hinunterbeugen, beim Anheben und Ablegen von schweren Gegenständen, Strümpfe- und Schuheanziehen und beim Waschen. Beugt Zerrungen im Rücken, in der Hüfte und der hinteren Oberschenkelmuskulatur vor. Mehr Leistung im Alltag, bei Spiel und Sport.

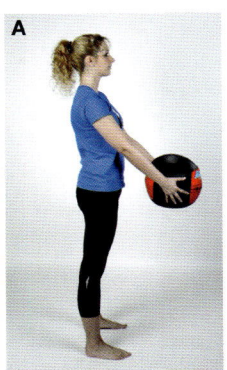 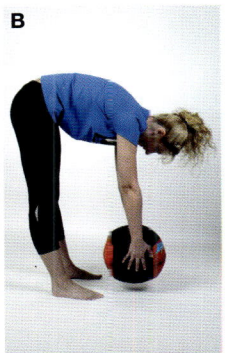 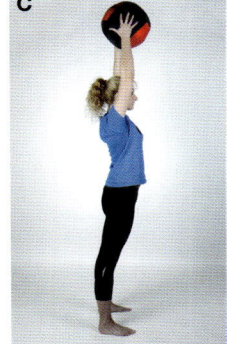 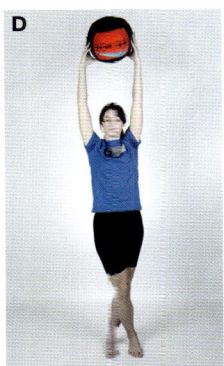

A-C: Anfängerlevel

D: Fortgeschrittenenlevel

Beginne im Parallelstand. Die Füße stehen etwas schmaler als Deine Schultern breit sind. Halte den Ball mit ausgestreckten Armen und festem Griff etwa zehn Zentimeter vor den Bauch. Beuge Dich mit dem Oberkörper nach vorne Richtung Boden und halte den Ball mit ausgestreckten Armen fest. Versuche ein Halbrund zu bilden und verlagere das Körpergewicht auf die Fersen, sodass diese fest am Boden stehen bleiben. Stelle Dich dann wieder aufrecht hin und hebe den Ball mit ausgestreckten Armen über den Kopf. Dann wiederhole die Übung.
Atme jeweils beim Hinunterbeugen und Wiederaufrichten aus.

Richtig:

- Sich kontrolliert schnell nach vorne beugen.
- Den Ball fest umgreifen.
- Den Bauch anspannen.
- Die Beine durchgestreckt lassen.

Falsch:

- Sich ruckartig strecken.
- Den Oberkörper fallen lassen.
- Den Kopf hängen lassen.
- Die Arme locker hängen lassen oder anwinkeln.

Diskusschwingen

Anfänger: Folge der Anleitung unter den Bildern. Schließe bei der Übung die Augen.

Fortgeschrittene: Übung nur auf einem Bein ausführen, dabei die Augen offen lassen und den Kopf jeweils in die Ballrichtung drehen.

Profis: Übung nur auf einem Bein ausführen und nach jeder Wiederholung kurz hüpfen. Den Kopf jeweils in die Ballrichtung drehen.

Trainiert: Schultern, Nacken, Arme, Hände, Finger und den Rücken.

Stabilisiert Muskelgruppen: in den Armen, Händen, Fingern, im Schultergürtel, in der Hüfte, in den Knie und Füßen.

Funktionsverbesserungen: Mehr Beweglichkeit in der Brustregion, die oftmals versteift ist. Beugt Versteifungen im Ellbogen und in den Schultern vor und fördert die Bewegungsfreiheit im Schultergürtel. Das bringt mehr Leistung bei Arbeit und Sport. Bessere Körperhaltung beim Sitzen und mehr Ausdauer beim Laufen. Hüft- und Rückenschmerzen werden vermieden.

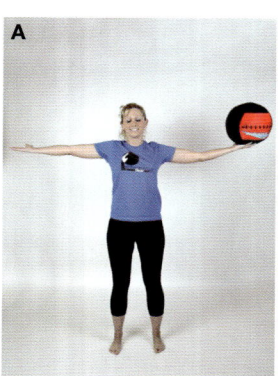
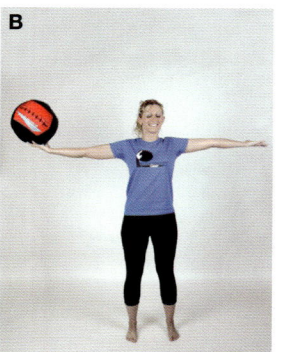

A-B: Anfängerlevel

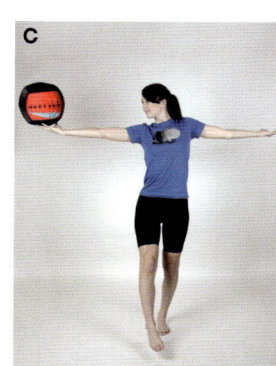
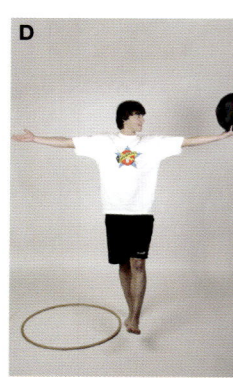

C: Fortgeschrittenenlevel   *D: Profilevel*

Beginne im Parallelstand. Die Füße stehen dabei etwas schmaler als Deine Schultern breit sind. Halte die Arme ausgestreckt in Schulterhöhe seitlich von Dir weg, dabei hält eine Hand den Ball. Führe nun beide Arme nach vorne und übergebe vor der Brust den Ball in die andere Hand. Greife dabei nur mit den Fingern fest zu. Dann führe den Ball mit gestrecktem Arm nach hinten und wechsle ihn erneut in die andere Hand. Wiederhole diese Übung so oft, wie in der Tabelle auf Seite 45 empfohlen. Atme bei jedem Richtungswechsel aus.

Richtig:

- Den Bauch anspannen.
- Den Ball mit allen Fingern fest greifen.
- Die Arme in Schulterhöhe durchgestreckt halten.
- Den Ball soweit wie möglich nach hinten reichen.
- Den Körper gerade halten.

Falsch:

- Die Schultern nach oben ziehen.
- Die Arme hängen lassen.
- Die Arme über die Schulterhöhe heben.
- Den Oberkörper oder die Knie drehen.
- Sich nach hinten lehnen.

Trainingsplan für die erste Runde

Die erste Runde ist ein Trainingsprogramm, das auf vier Wochen ausgelegt ist und Steigerungspotential hat. Es empfiehlt sich, drei Mal pro Woche zu trainieren (zum Beispiel montags, mittwochs und freitags).

	Wiederholungen in Woche 1 (ca. 20 Min)	Wiederholungen in Woche 2 (ca. 25 Min)	Wiederholungen in Woche 3 (ca. 35 Min)	Wiederholungen in Woche 4 (ca. 45 Min)
Push it	**6** (1. Tag) **9** (2. Tag) **12** (3. Tag)	**9** (1. Tag) **12** (2. Tag) **15** (3. Tag)	**12** (1. Tag) **15** (2. Tag) **18** (3. Tag)	**15** (1. Tag) **18** (2. Tag) **21** (3. Tag)
Saturn	4 6 8	6 9 10	8 12 15	10 12 15
Side Twist	5 8 10	7 10 12	9 12 15	10 12 15

Wiederhole nun erst den Zyklus dieser ersten drei Techniken ein **zweites Mal** und beginne erst dann mit den nachfolgenden vier Übungen.

Schaukelstuhl	5 8 10	8 10 12	10 12 15	12 15 15
Hocken und Drücken	5 6 8	6 8 10	8 10 12	10 12 15
Hula-Hoop (je Seite)	4 6 8	6 8 10	8 10 12	10 12 15
Kicken und Fangen	6 8 10	8 10 12	10 12 15	12 15 15

Wiederhole nun erst den Zyklus dieser vier Techniken ein **zweites Mal** und beginne erst dann mit den nachfolgenden drei Übungen.

Paradeschritt (jede Körperseite)	5 7 9	7 9 10	9 10 12	10 12 15
Guten Morgen	5 7 9	7 9 10	10 12 15	12 15 12
Diskusschwingen (jede Körperseite)	5 5 6	6 7 8	6 8 10	8 10 12

Wiederhole nun erst den Zyklus dieser drei Techniken ein **zweites Mal** und schieße dann die nachfolgend beschriebenen Entspannungsübungen „Sandwich", „Seitenlage" und „Adler" an.

Dehnungs- und Entspannungsübungen

Bei den nun folgenden Übungen kannst Du auch mit einem festeren Kissen arbeiten oder einen etwas weicheren Ball verwenden. Setze Dich nach jeder Übung auf den Ball und lege eine kurze Pause ein. Die Position „Sandwich" ist sowohl für den Rücken als auch für die Hüfte eine ideale Entspannungsübung – auch außerhalb des Trainingsprogramms, z. B. nach einem langen und anstrengenden Arbeitstag, nach dem Sport, oder wenn Du Dich einfach nach etwas Entspannung sehnst.
Auch die „Seitenlage" oder der „Adler" sind, besonders vor dem Zu-Bett-Gehen, geeignete Entspannungstechniken. Nach diesen Stretchings können sich das Rückgrat und die Hüfte im Schlaf viel besser regenerieren. So fühlst Du Dich am nächsten Morgen wieder entspannt, frisch und munter.

Sandwich

Trainiert: Nacken, Schultern, hintere Schultergürtel, Rücken, Hüften, Po und die hintere Oberschenkelmuskulatur.

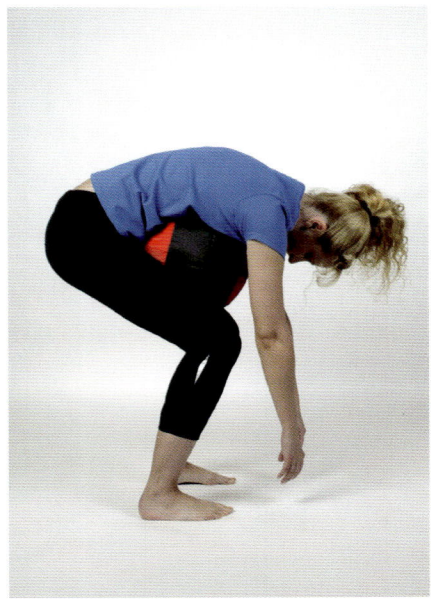

Halte den Ball vor Deinem Unterleib und beuge Dich dann darüber, sodass Du den Ball einklemmst. Atme durch die Nase ein und durch den Mund wieder aus. Atme bis zu dreimal ein und aus. Dann richte Dich wieder langsam (!) auf, denn der Blutdruck könnte abgesunken sein (im Extremfall kann es Dir kurz schummrig werden).

Richtig:	Falsch:
• Lege Dein Gewicht gleichmäßig über den Ball. • Lasse Kopf, Arme und Körper ganz relaxt hängen.	• Atmung stoppen. • Körper verkrampfen. • Gleichgewicht verlieren.

Das Aufbauprogramm zum Erfolg

Seitenlage

Trainiert: Rückgrat, Po, Hüfte und Taille.

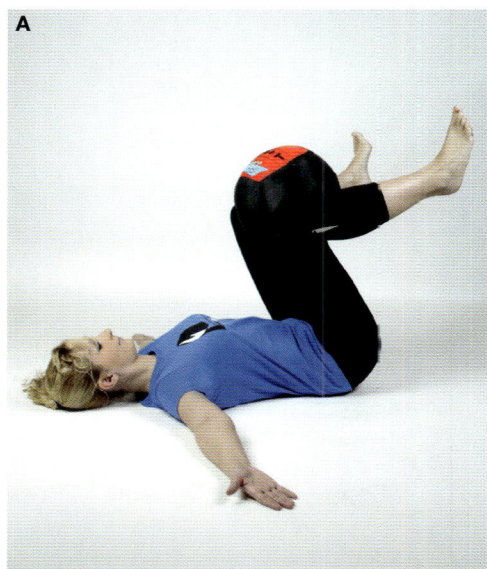

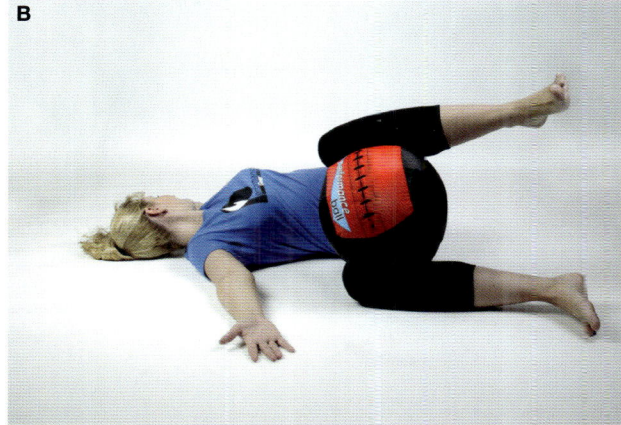

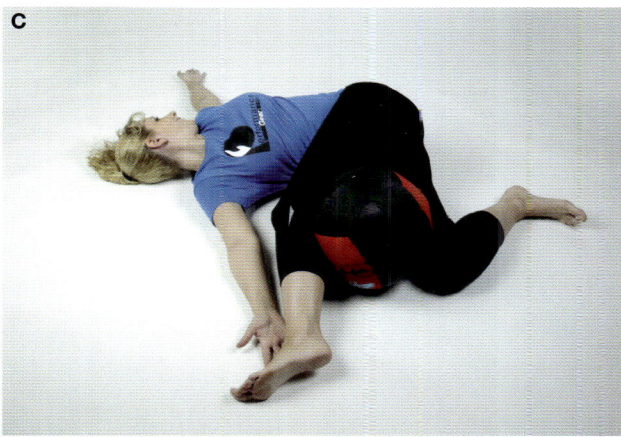

Lege Dich mit dem Rücken auf den Boden (möglichst auf einen harten Untergrund, da dieser ein besseres Körpergefühl ermöglicht). Ziehe die Beine im 90-Grad-Winkel an den Oberkörper heran und lasse die Füße dabei nicht hängen. Platziere den Ball zwischen den Knien und lege die Arme ausgestreckt zur Seite – die Handinnenflächen nach oben. Presse den hinteren Schultergürtel und den Hinterkopf fest gegen den Boden. Drehe nun Deine Hüfte seitlich mit dem Ball zum Boden – der Oberkörper und die Schultern bleiben am Boden! Wenn das äußere Bein den Boden erreicht hat, ziehe das innere Bein so weit heran, bis es ebenfalls den Boden berührt. Für eine perfekte Dehnung des Rückens und der Hüfte sollten die Oberschenkel möglichst weit angezogen werden.
Atme dreimal tief und entspanne dabei. Fühle, wie sich die Muskulatur langsam dehnt und wechsle dann die Seiten.

Richtig:	Falsch:
• Presse den Ball fest mit den Beinen zusammen.	• Arme, Schultern oder Hände zu bewegen.
	• Die Atmung zu stoppen.

Adler

A

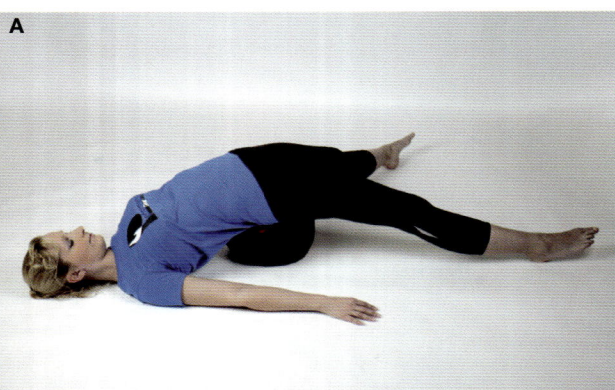

B

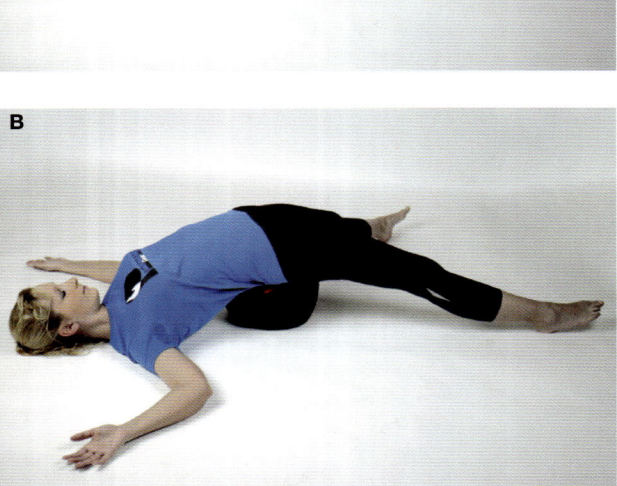

C

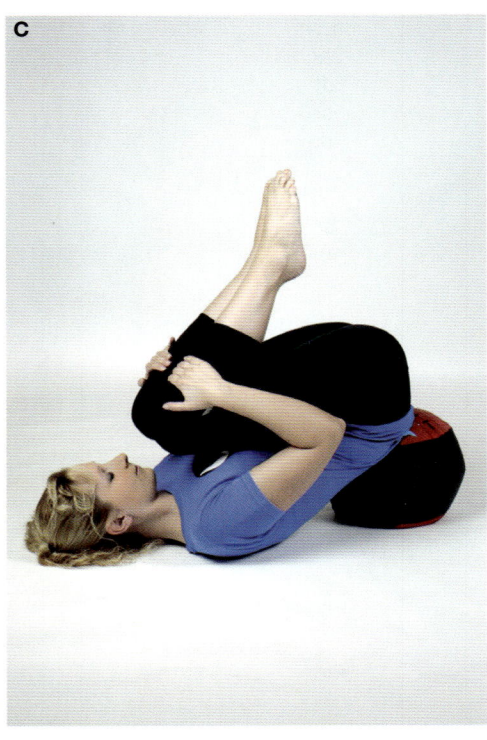

Lege Dich auf den Rücken, schiebe den Ball unter Po und Hüfte und strecke Arme und Beine, wie auf dem Bild zu sehen, von Dir. Achte darauf, dass sich der Ball in der Mitte des Körpers befindet, sonst kostet die Übung zuviel Kraft oder Du rollst herunter. Auch solltest Du dabei keine Schmerzen im Rücken haben – sonst liegt der Ball nicht richtig.
In der richtigen Position fühlt man sich entspannt. Arme und Beine hängen, Du spürst die entspannende Dehnung in der Hüfte. Von den Fingerspitzen bis zu den Zehen fühlst Du Dich jetzt schwerelos. Schließe die Augen und atme dreimal tief durch die Nase ein und den Mund wieder aus. Dann atme entspannt weiter und genieße das Gefühl.

Zwei Variationen:

1. Ziehe ein Bein an die Brust heran und halte es mit den verschränkten Fingern fest. Dann wechsle das Bein.
2. Ziehe beide Beine heran und halte diese mit beiden Händen. Achte dabei auf das Gleichgewicht.

Die zweite Runde

Jetzt, nachdem Du die grundlegenden Bewegungsformen kennen gelernt hast, wird der Schwierigkeitsgrad ein klein wenig größer. Wieder warten zehn Übungen auf Dich, die Dein dynamisches Gleichgewicht, Deine Koordination, Kraft und Beweglichkeit stärken beziehungsweise fördern. Allerdings steht die bessere Körperkontrolle im Fokus der Zweiten Runde.

Schrittweise kommen wir so dem Ziel von Fitness und Ausdauer für Körper und Geist näher. Nicht nur die Muskeln wachsen auf diesem Wege langsam und kontinuierlich an, auch die Körperwahrnehmung wächst im gleichen Maße mit. Nervenbahnen und Muskeln kommunizieren besser miteinander und auf dieser Basis werden wir weiter aufbauen.

Vor allem wird der Körper so zu keinem Zeitpunkt überfordert, denn der Hauptgrund für Verletzungen und Verstauchungen ist die zu starke Belastung der Gelenke und Bänder. Dies werden wir nicht zulassen. Keine Verletzung – keine Erschöpfung! Wir gehen Schritt für Schritt langsam nach vorn.

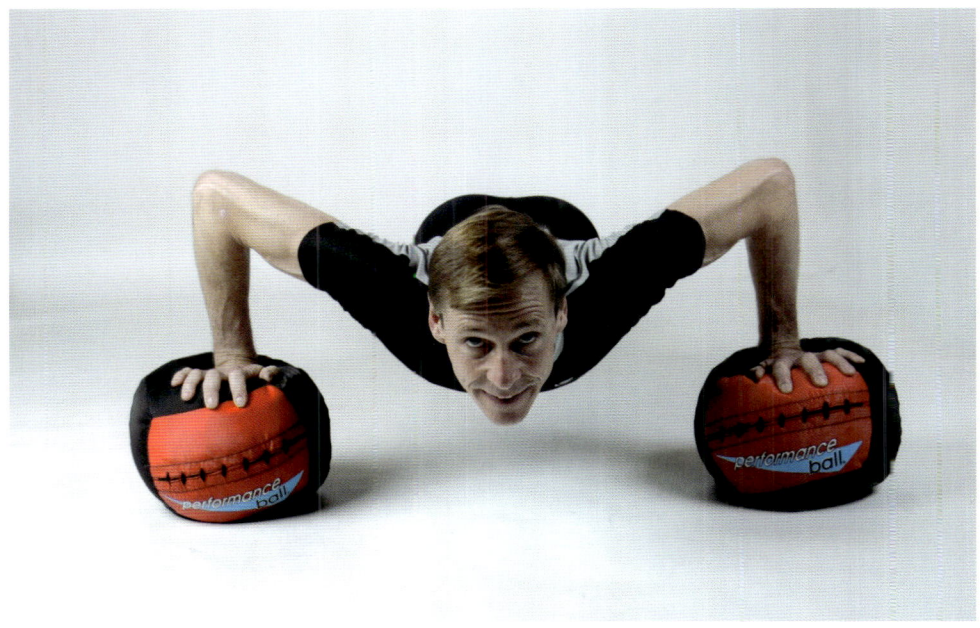

Spirale

Anfänger: Folge der Anleitung unter den Bildern.

Fortgeschrittene: Schließe die Augen.

Profis: Mache die Übung nur auf einem Bein. Lass die Augen geöffnet.

Trainiert: Arme, Oberkörper, Rücken, Oberschenkel und Po.

Stabilisiert Muskelgruppen: in den Händen und Fingern, Ellbogen, im Schultergürtel, in der Hüfte, den Knien und Fußgelenken.

Funktionsverbesserungen: Die Übung bringt Kraft und Ausdauer für den ganzen Körper. Sie stärkt das Gleichgewicht und die Koordination. Dadurch bekommst Du eine bessere Körperbeherrschung bei den täglichen Dinge des Lebens sowie bei allen Ballsportarten. Dadurch steigert sich das Wohlbefinden und die Belastung von Rücken und Hüfte wird geringer. Die Übung dient auch der Verletzungsvorbeugung in der unteren Rückenhälfte sowie in den Beinen. Außerdem ermöglicht sie mehr Leistungsfähigkeit durch einen stabileren Kreislauf (Herz- und Lungenvolumen) und einen gesenkten Blutdruck.

Tipp: Besonders wenn Du wenig Zeit zum Üben hast, ist die Spirale die richtige Methode, um den Körper zu kräftigen und beweglich zu halten. Dennoch solltest Du alle Übungen regelmäßig trainieren.

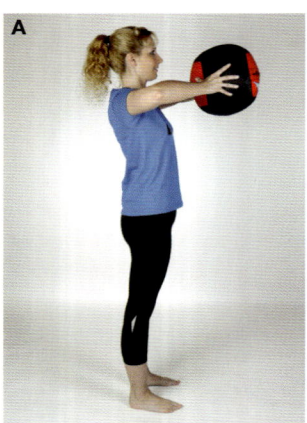

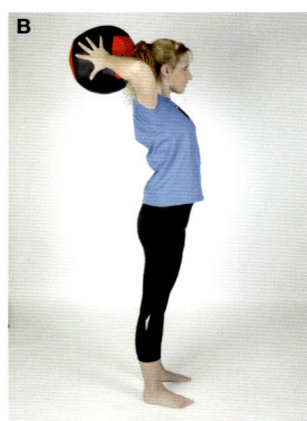

A-G: Anfängerlevel

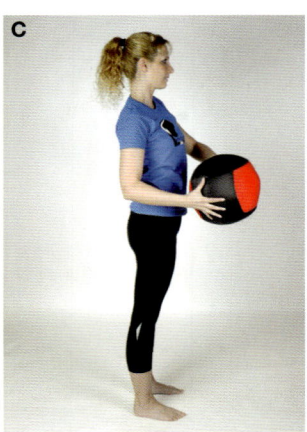

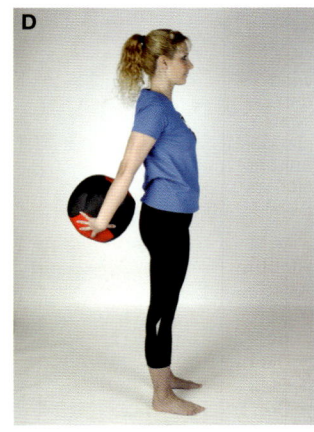

Das Aufbauprogramm zum Erfolg

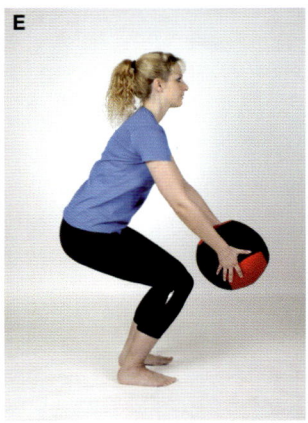 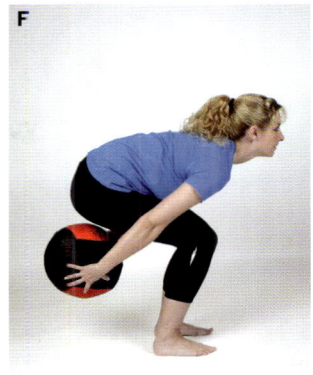 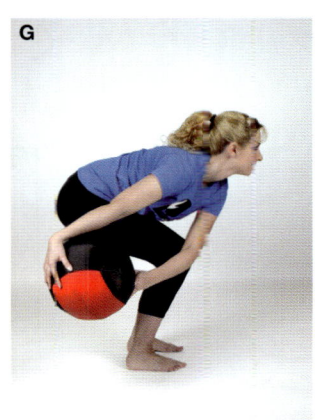

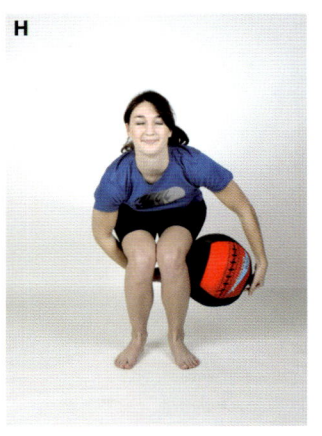 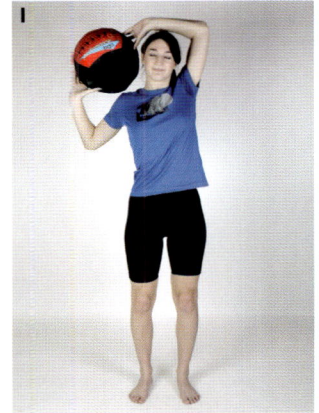 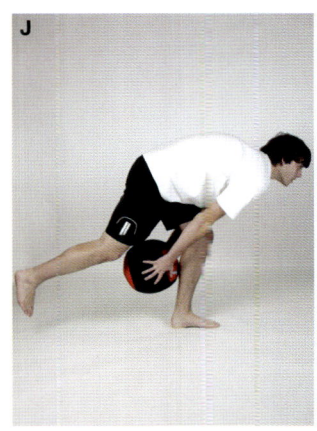

H-I: Fortgeschrittenenlevel   *J: Profilevel*

Diese Übung verbindet die Techniken „Saturn", „Hula-Hoop" sowie „Hocken und Drücken". Beginne wieder im Parallelstand, dabei stehen Deine Füße etwas schmaler als Deine Schultern breit sind. Halte den Ball (die leichte Hantel) mit festem Griff auf Schulterhöhe vor der Brust. Die Ellbogen sind in gleicher Höhe. Lasse nun den Ball um den Kopf rotieren und reiche ihn dann auf Bauchhöhe weiter in die andere Hand. Nun gehst Du in die Hocke und führst die kreisrunde Bewegung fort. Dann stellst Du Dich wieder auf und wiederholst die Übungen „Hula-Hoop" und „Saturn", bis der Ball wieder vor Deinem Kopf ist und sich die Arme auf derselben Höhe befinden. Jetzt ist die Spirale vollendet.
Atme jedes Mal aus, wenn Du den Ball vor Dir vorbeiführst.

Richtig:

- Den Ball bei den Übergaben fest mit den Fingern greifen.
- Die Knie beim Hocken aneinander pressen.
- Die Fersen am Boden lassen.
- Den Bauch in der Hocke anspannen.

Falsch:

- Den Ball in die andere Hand werfen.
- Den Ball fallen lassen.
- Die Fersen anheben.
- Den Kopf hängen lassen.

Push it für Profis

Anfänger: Folge der Anleitung unter den Bildern und wechsle das Bein.

Fortgeschrittene: Nehme die Kampfstellung ein. Nach jedem Wegdrücken und Heranziehen des Balls mit einem Sprung das Bein wechseln.

Profis: Absolviere die Übung nur auf einem Bein und springe nach jedem Push kurz nach vorn und wieder zurück.

Trainiert: Arme, Brust und Oberkörper, Hüfte, Beine und Füße.

Stabilisiert Muskelgruppen: in den Armen, Fingern, Ellbogen, im Schultergürtel, in der Hüfte, den Knien und Fußgelenken.

Funktionsverbesserungen: Bessere Koordination zwischen Oberkörper und Beinen (Voraussetzung für Sport und alle körperlichen Aktivitäten). Mehr Stabilität in den Beinen und Füßen. Die dynamische Balance wird gesteigert und man verbessert die Beinarbeit. Die Knie werden gekräftigt und dadurch wird die Körperhaltung stabiler.

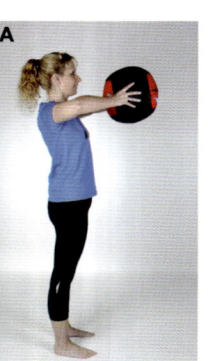 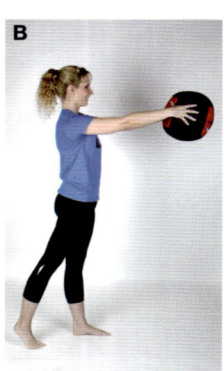 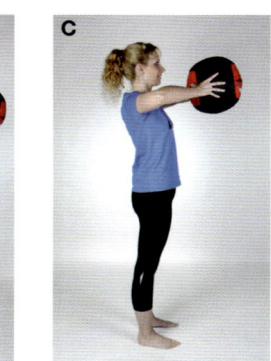 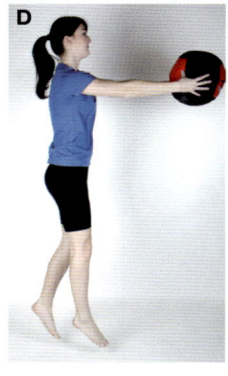

D: Fortgeschrittenenlevel

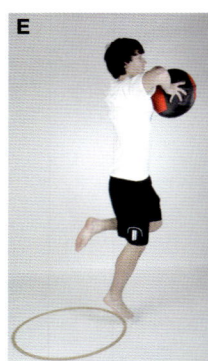

A-C: Anfängerlevel

E: Profilevel

Beginne im Parallelstand. Die Füße stehen etwas schmaler als Deine Schultern breit sind. Halte den Ball (die leichten Hanteln) mit festem Griff auf Schulterhöhe vor der Brust. Deine Ellbogen sind auf derselben Höhe. Mache einen Schritt nach vorne und drücke den Ball von Dir weg, bis die Arme gestreckt sind. Der hintere Fuß berührt nur mit den Zehen den Boden. Ziehe dann in einem Zug den Ball und das vordere Bein zurück. Wiederhole diese Bewegung wie angegeben.
Atme bei jedem Schritt aus.

Richtig:

- Den Ball kräftig wegdrücken und heranziehen.
- Arme und Ellbogen auf Brusthöhe halten.
- Körper und Kopf aufrecht halten.
- Bauchmuskeln anziehen.
- Großen Schritt vorwärts machen.

Falsch:

- Den hinteren Fuß ganz aufstellen.
- Arme und Ellbogen hängen lassen.
- Nur einen kleinen Schritt vorwärts machen.

Das Aufbauprogramm zum Erfolg

Diagonales Holzhacken

Anfänger: Folge der Anleitung unter den Bildern.

Fortgeschrittene: Folge der Anleitung unter den Bildern. Gehe aber tiefer in die Hocke. Schließe die Augen.

Profis: Führe die Übung nur auf einem Bein aus und ziehe den Ball dabei noch höher und tiefer, als bei den Anfängern und Fortgeschrittenen empfohlen. Gehe jedoch dabei nicht so tief in die Hocke. Die Übung für jedem Bein wiederholen.

Trainiert: Brust, Arme, Schultern, Taille, Rücken, Po und Oberschenkel.

Stabilisiert Muskelgruppen: in den Händen, Fingern, Elbogen, Schultern, der Hüfte, im Rückgrat, in den Knien und Fußgelenken.

Funktionsverbesserungen: Beugt Verletzungen in den Schultern und im Rücken vor. Kräftigt die Arme, Hände und Finger und erleichtert so das Werfen, Heben und Tragen. Verbessert die Dehnungsfähigkeit im Rücken und stärkt die Muskulatur um die Hüfte, wodurch die Bewegungen kraftvoller und schmerzfrei werden.

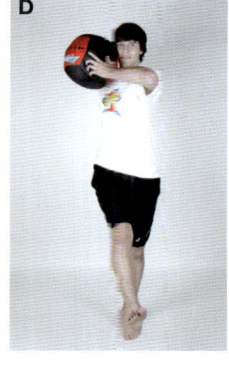

D: Profilevel

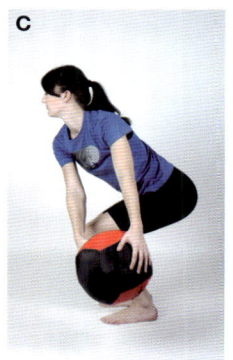

C: Fortgeschrittenenlevel

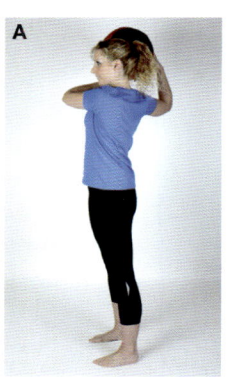 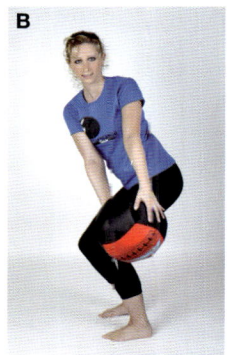

A-B: Anfängerlevel

Beginne im Parallelstand und halte den Ball (die leichten Hanteln, max. zwei Kilo schwer) mit festem Griff über der rechten Schulter. Die linke Schulter bleibt entspannt. Drehe den Oberkörper nach rechts, spanne den Bauch an und blicke nach vorne. Bewege nun den Ball, wie beim Holzhacken, diagonal nach unten links. Die Arme werden dabei vollständig ausgestreckt. Nur der Oberkörper und die Arme drehen sich nach links unten. Bringe den Ball in einem Schwung dann wieder in die Ausgangslage zurück und wiederhole die Übung so oft, wie auf Seite 61 angegeben. Erst dann wechselst Du die Seite.

Wichtig: Bei dieser Übung bleiben Unterleib, Beine, Knie und Füße ruhig. Atme beim Hinunterschwingen der Arme und beim Wiederaufrichten aus.

Richtig:	Falsch:
• Den Kopf ruhig halten.	• Nur die Arme bewegen.
• Die Arme beim Schwingen vollständig strecken.	• Die Arme beim Abschwung anwinkeln.
• Mit dem Oberkörper drehen.	• Sich zurück lehnen.
• Zehen fest auf den Boden drücken.	• Die Schultern hoch ziehen.
• Hüfte, Knie und Füße in einer Linie halten.	• Den Griff am Ball lockern.
	• Den Rücken krümmen.
	• Mit den Schultern zucken.

Golfschwung

Anfänger: Folge der Anleitung unter den Bildern. Lege zur besseren Konzentration einen Gegenstand vor Dir auf den Boden und fixiere diesen.

Fortgeschrittene: Absolviere die Übung mit einem kräftigeren und schnelleren Drehschwung aus dem Oberkörper heraus, als es sich für Anfänger empfiehlt.

Profis: Mache die Übung nur auf einem Bein.

Trainiert: Arme, Oberkörper, Schultern und Rücken.

Stabilisiert Muskelgruppen: in den Händen, Fingern, im Schultergürtel, in der Hüfte, den Knien (und Füßen, wenn die Übung nur auf einem Bein ausgeführt wird).

Funktionsverbesserungen: Bessere Balance und Körperkoordination bei allen Bewegungen. Dadurch steigert sich das Wohlgefühl bei körperlicher Anstrengung. Zudem wird die Leistungsfähigkeit in allen Sportarten gesteigert. Beugt Schwindelanfällen vor, stärkt die Feinmotorik und Sensibilität hinsichtlich Tempo, Rhythmus und Reaktionsschnelligkeit. Auch die gestreckten Arme sind kraftvoll.

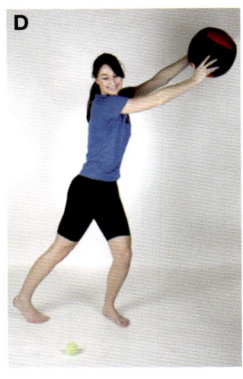

D: Fortgeschrittenenlevel

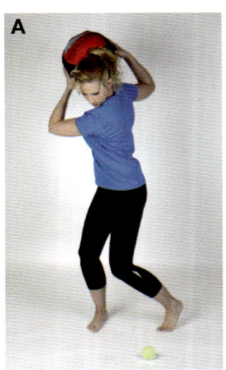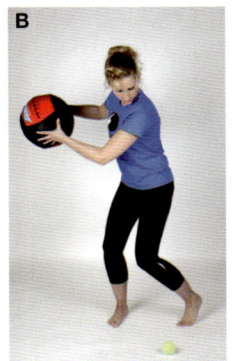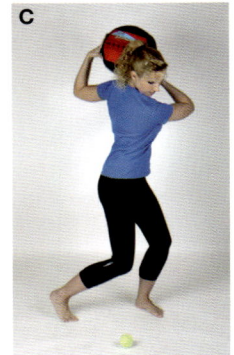

A-C: Anfängerlevel

Beginne im Parallelstand. Die Füße stehen schulterbreit und mit den Zehen nach außen gerichtet. Halte den Ball mit gestreckten Armen vor den Bauch, lehne Dich nach vorne und verlagere das Gewicht auf die Fußballen. Nun drehe den Oberkörper, die Hüfte, Beine, Knie und Füße nach rechts und halte den Ball über der rechten Schulter – Dein Blick bleibt dabei auf den Punkt am Boden gerichtet. Die Drehung ist perfekt, wenn Du über die Schulter zum Boden blickst, die linke Hüfte parallel zum äußeren Bein steht und das hintere Bein auf dem Fußballen verharrt. Die Drehung muss sich durch den Oberkörper entwickeln, nicht durch die Arme.

Aus dieser Lage drehst Du Dich nun auf die gegenüberliegende Seite, bis der Ball über der linken Schulter ist. Schwinge den Ball kontrolliert weiter, bis alle Wiederholungen beidseitig absolviert sind. Atme bei jedem Schwung aus.

Richtig:	Falsch:
• Mit allen Fingern fest zugreifen.	• Die Knie verdrehen.
• Beide Arme gleichstark nutzen.	• Den Griff lockern.
• Den Bauch während der ganzen Übung anspannen.	• Das Gewicht auf die Fersen verlagern.
• Den Po nach hinten strecken.	

Das Aufbauprogramm zum Erfolg

Turm von Pisa

Anfänger: Folge der Übungsanleitung. Lehne Dich bei dieser Übung aber nur so weit nach außen, bis Du Dein Körpergewicht auf dieser Seite spürst.

Fortgeschrittene: Halte den Ball auf Augenhöhe und lehne Dich soweit wie möglich zur Seite.

Profis: Strecke den Ball, wie auf dem Bild zu sehen, ganz weit von Dir und verharre so. Lehne Dich nun soweit wie möglich zur Seite. Trau Dich!

Trainiert: Schulter, Arme, Taille, Bauchmuskeln, Hüfte und Beine.

Stabilisiert Muskelgruppen: in den Fingern, im Ellbogen, im Nacken, in der Schulter, der Hüfte, den Knien und in der Fußgelenken.

Funktionsverbesserungen: Perfektes Krafttraining für Arme, Schultern, Nacken, Bauchmuskulatur, Hüfte, Beine und Füße. Verbessert Balance und Körperhaltung. Beugt Nacken- und Schulterschmerzen vor. Stärkt die Fußknöchel und schützt so vor Verletzungen im Sport und Alltag.

Wichtig: Diese Stabilisierungstechnik gibt Dir ein besseres Gefühl für Deinen Körper und speziell für Deine Muskelgruppen. Schwächere Muskeln, die man kaum benutzt, werden intensiv beansprucht, gestärkt und aufgebaut. Schwächen sind oft der Grund von Verletzungen. Andere, oft krankhafte Schmerzen, werden so verringert bzw. behoben.

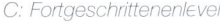

C: Fortgeschrittenenlevel

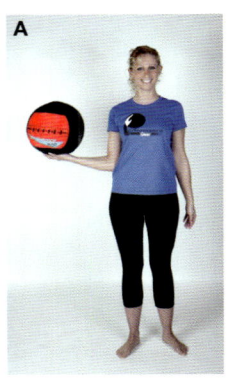

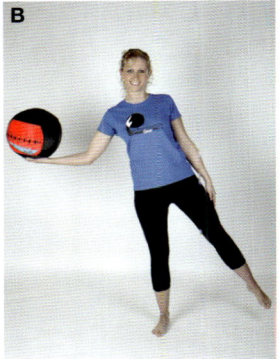

A-B: Anfängerlevel

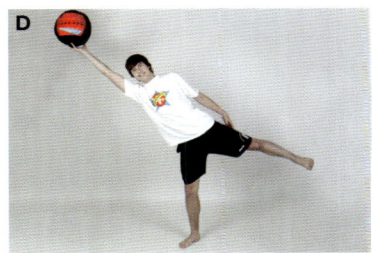

D: Profilevel

Stelle Dich gerade hin und halte den Ball seitlich mit einer Hand in einem 90-Grad-Winkel zu Deinem Oberkörper. Jetzt verlagere das ganze Körpergewicht auf die Seite, auf der Du den Ball hältst, und lehne Dich nach außen, wobei Du den Arm streckst und das gegenüberliegende Bein anhebst. Verharre einen Moment lang und kehre in die Ausgangsposition zurück, ohne aber das Bein aufzustellen. Erst nach Abschluss aller Wiederholungen darfst Du es wieder abstellen. Dann folgt auch erst der Bein- und Armwechsel. Beim Hinauslehnen ein- und beim Zurückstellen ausatmen.

Richtig:

- Den Kopf mitstrecken.
- Den passiven Arm an den Körper pressen.
- Das passive Bein durchstrecken.
- Den gestreckten Oberarm nah an das Ohr heranziehen.
- Den Ball fest greifen.
- Sich kontrolliert nach außen bewegen und ganz strecken.

Falsch:

- Mit dem passiven Arm ausbalancieren.
- Nach außen schwingen.
- Das Standbein krümmen.
- Den Kopf drehen.

Powerhocke

Anfänger: Folge der Anleitung und stelle die Füße fest auf den Boden.

Fortgeschrittene: Wie Anfänger, aber klatsche nach dem Fallenlassen des Balles hinter dem Kopf und vor der Brust in die Hände.

Profis: Nach dem Auffangen des Balles springst Du wie ein Basketballspieler über den Kopf greifend hoch und wiederholst dann die Übung.

Trainiert: Rücken, Oberschenkel und Po.

Stabilisiert Muskelgruppen: im Rücken, in der Hüfte, den Knien und den Füßen.

Funktionsverbesserungen: Das dynamische Krafttraining bringt eine Verbesserung im Unterkörper und dient somit allen körperlichen Aktivitäten. Es stärkt das mentale Leistungsvermögen und beugt Verletzungen im Rücken, in der Hüfte und den Leisten vor. Es bewirkt eine bessere Reaktionsschnelligkeit, Koordination und verbessert das Gleichgewichtsgefühl. Es stabilisiert den Kreislauf, verbessert den Bluthochdruck und durch die größere Kraft in den Knie- und Fußgelenken steigert man seine Sprungkraft.

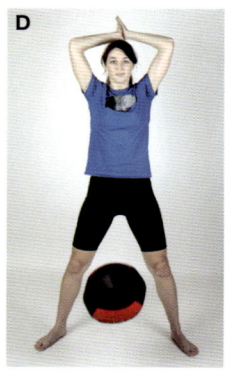
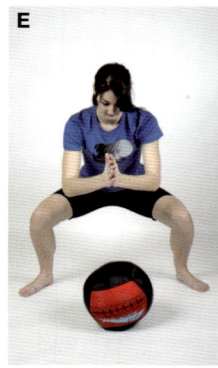

D-E: Fortgeschrittenenlevel

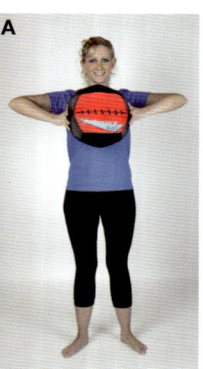
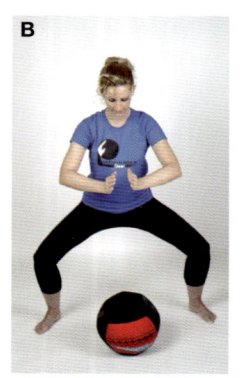
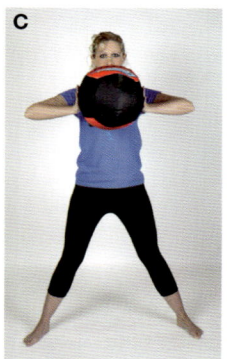

A-C: Anfängerlevel

Stehe gerade und halte den Ball vor der Brust. Die Arme und Ellbogen sind auf Schulterhöhe. Lass den Ball fallen, spreize die Beine und gehe schnell in die Hocke. Klatsche mindestens einmal in die Hände und fange den Ball wieder auf, nachdem er nur einmal auf dem Boden aufgekommen ist. Stelle Dich wieder gerade hin und wiederhole die Übung.
Atme jeweils beim In-die-Hocke-Gehen und Aufstehen aus.

Wichtig: Bewege die Beine und die Hüfte gleichzeitig, um Zerrungen im Rücken zu vermeiden.

Richtig:

- Den Rücken gerade lassen und sich konzentrieren.
- Beim Aufstehen den Ball auf Brusthöhe heben.
- Sich leicht nach vorne lehnen.

Falsch:

- Sich nach hinten lehnen.
- Den Atem anhalten.
- Vergessen in die Hände zu klatschen.

Kneten

Anfänger: Folge der Anleitung. Bewege Dich dabei im Kreis und absolviere die Übung gleichmäßig in beide Richtungen.

Fortgeschrittene: Absolviere die Übung auf einem Bein und hüpfe nach jedem Kneten auf der Stelle kurz in die Höhe.

Profis: Absolviere die Übung auf einem Bein und hüpfe nach jedem Kneten den Kreis ein Stück ab. Wechsle ab der Hälfte der Übung die Richtung und hüpfe zum Ausgangspunkt zurück.

Trainiert: Hände, Finger, Arme und Brust.

Stabilisiert Muskelgruppen: in der Brust, den Fingern, Händen, dem Ellbogen, der Hüfte, den Knien und Füßen.

Funktionsverbesserungen: Beugt Arthritis in Fingern und Handgelenken vor und dient als Krafttraining für Hände und Arme. Bessere Körperkontrolle und Power beim Tragen von schweren Gegenständen sowie beim Werfen und Fangen.

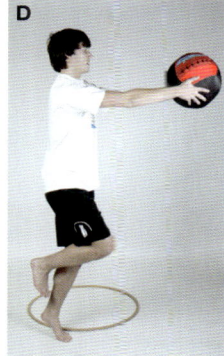

D: Profilevel

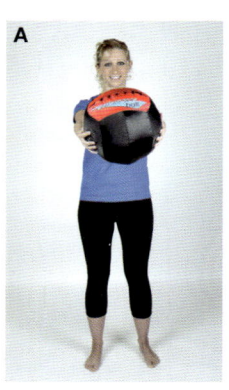
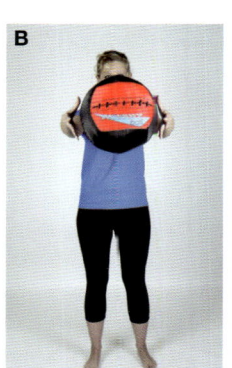

C: Fortgeschrittenenlevel

A-B: Anfängerlevel

Beginne im Parallelstand und halte den Ball aufgerichtet auf Schulter- und Brusthöhe ausgestreckt vor Dir. Ziehe den Bauch an, werfe den Ball gerade nach oben und fange ihn gleich wieder auf. Vergiss nicht, mit den Fingern dabei fest zuzugreifen.
Bei jedem Werfen und Fangen ausatmen.

Richtig:	Falsch:
• Aufrecht stehen und auf Körperstabilität achten.	• Sich nicht nach hinten lehnen.
• Das Körpergewicht auf die Fußballen stützen.	• Das Körpergewicht auf die Fußballen verlagern.
• Die Arme auf Schulter- und Brusthöhe halten.	• Den Ball fallen lassen.
	• Die Arme anwinkeln oder hängen lassen.

Spiderman

Anfänger: Absolviere die Übung wie beschrieben.

Fortgeschrittene: Absolviere die Übung wie beschrieben aber mit geschlossenen Augen und lass den Ball um Dich herum rollen.

Profis: Wenn der Ball ganz links oder rechts außen liegt, mit beiden Händen darauf abstützen und das hintere Bein vom Boden anheben. Die Augen offen lassen.

Trainiert: Rücken, Beine und Po.

Stabilisiert Muskelgruppen: am Rückgrat, in der Hüfte, den Leisten, Knien und Füßen.

Funktionsverbesserungen: Besonders die Beweglichkeit im Rücken und in der Hüfte wird verbessert und Zerrungen in der Leistengegend vorgebeugt. Das Bücken, das In-die-Hocke-Gehen und das Anheben von Gegenständen wird erleichtert. Die Übung verschafft eine bessere Balance und Körperkontrolle bei seitlichen Bewegungen. Das Klettern auf Leitern fällt leichter. Sie bringt mehr Ausdauer bei Hausarbeiten und im Sport, sowie mehr Sprungkraft.

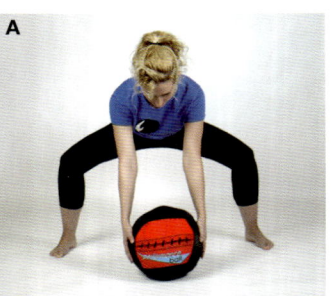

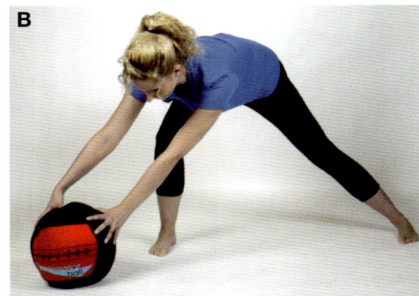

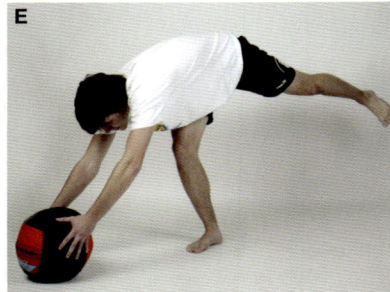

E: Profilevel

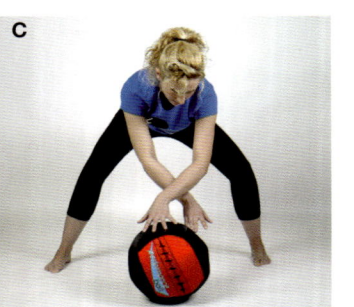

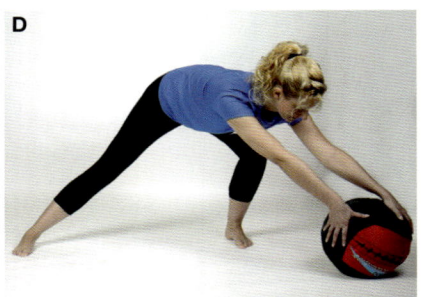

A-D: Anfängerlevel

Spreize die Beine und gehe tief in die Hocke. Lege den Ball vor Dich hin und halte ihn mit beiden Händen fest. Wenn Deine Oberschenkel parallel zum Boden sind, ist es genau richtig. Presse die Zehen fest auf den Boden, damit Deine Beine nicht wegrutschen. Du bist jetzt Spiderman und rollst den Ball zuerst zur rechten Seite, wobei sich der ganze Körper dorthin bewegt, bis der Oberkörper die Oberschenkel berührt. Strecke Dich dabei aus, bis das hintere Bein gestreckt ist.

Richtig:	**Falsch:**
• Die Arme ganz strecken. • Den Ball fest greifen. • Das Knie des Vorderbeins über dem Fuß halten. • Tief in die Hocke gehen, bis alle Wiederholungen abgeschlossen sind.	• Die Knie locker lassen. • Den Kopf hängen lassen. • Die Ballkontrolle verlieren.

Das Aufbauprogramm zum Erfolg

Beinpass

Anfänger: Folge der Anleitung. Nach jeder Wiederholung den Fuß kurz abstellen.

Fortgeschrittene: Auf einem Bein stehen bleiben. Dieses zwar immer etwas absenken, aber nicht mit dem Fuß den Boden berühren.

Profis: Auf einem Bein stehen bleiben. Dieses immer absenken, aber nicht den Fuß aufstellen, sondern kurz in die Höhe hüpfen.

Trainiert: Leiste, Beine und Füße.

Stabilisiert Muskelgruppen: am Rückgrat, in der Hüfte, den Knien und Füßen.

Funktionsverbesserungen: Beweglichkeit in Rücken, Po und hinterer Oberschenkelmuskulatur. Muskelfaserrissen wird vorgebeugt und eine bessere Mobilität in allen Bewegungen, ob Alltag oder Sport, gegeben. Mehr Gleichgewicht beim Heben und Tragen von Gegenständen. Mehr Ausdauer und Kraft beim Joggen und vor allem bei der Leichtathletik.

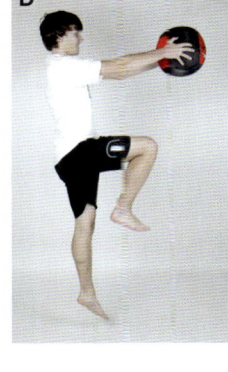

D: Profilevel

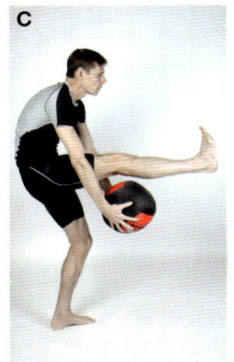

C: Fortgeschrittenenlevel

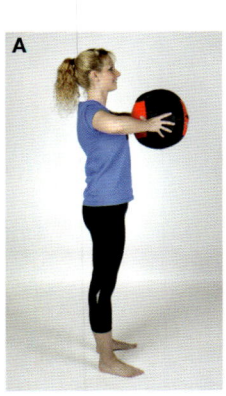 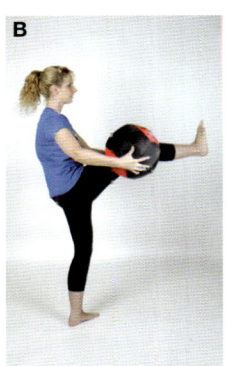

A-B: Anfängerlevel

Beginne aufrecht im Parallelstand stehend, die Füße etwa zehn Zentimeter auseinander. Halte den Ball in Schulterhöhe vor der Brust, die Ellbogen zeigen nach außen. Nun das Gewicht auf das linke Bein verlagern und mit dem großen Zeh fest abstützen (für einen festen und sicheren Stand). Hebe das rechte Bein ausgestreckt nach oben an, wenn möglich, ohne es dabei anzuwinkeln. Nun leicht nach vorne lehnen und den Ball mit der rechten Hand unter dem Bein von rechts nach links durchreichen. Dann das gleiche auf demselben Bein in die andere Richtung.
Bei jeder Ballübergabe ausatmen.

Richtig:

- Sich rhythmisch bewegen.
- Sich nach jeder Wiederholung aufrichten.
- Den Bauch anspannen.
- Den Ball in die andere Hand übergeben.
- Sich leicht nach vorne lehnen.
- Das Bein durchgestreckt lassen und die Körperkontrolle behalten.

Falsch:

- Den Oberkörper beugen.
- Die Balance verlieren.
- Den Ball in die andere Hand werfen.
- Die Fersen anheben.
- Das obere Bein hängen lassen oder ruckartig anheben.

Beinkehren

Anfänger: Folge der Anleitung und blicke geradeaus.

Fortgeschrittene: Folge der Anleitung und drehe den Kopf in die Ballrichtung.

Profis: Folge der Anleitung, strecke die Arme aus und drehe den Kopf entgegengesetzt zur Ballrichtung. Hüpfe nach jeder Wiederholung vor oder zurück.

Trainiert: Brust, Arme, Oberkörper, Taille, Rücken und Beine.

Stabilisiert Muskelgruppen: im Schultergürtel, in der Hüfte, der Leistengegend, den Knien und Füßen.

Funktionsverbesserungen: Koordination und Gleichgewicht. Die Übung stärkt die Fuß- und Kniegelenke, beugt so Verletzungen vor und bringt mehr Power in den Beinen für jede Bewegung in Alltag und Sport. Dadurch hast Du mehr Mobilität im gesamten Körper für mehr Aktivität im Freien. Ein besseres Körpergefühl bringt Dir auch eine aufrechtere Körperhaltung. Der funktionelle Muskelaufbau von Bauch und Rücken beugt Problemen in Rücken und Hüfte vor.

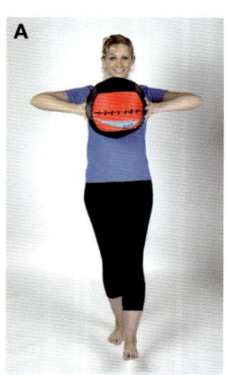 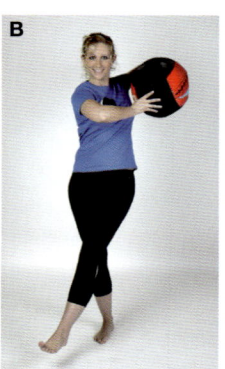 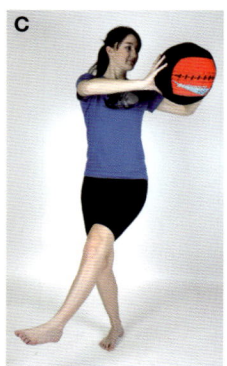 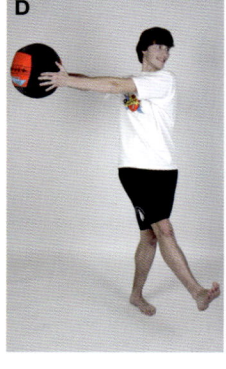

D: Profilevel

C: Fortgeschrittenenlevel

A-B: Anfängerlevel

Stelle Dich aufrecht auf das rechte Bein und strecke das linke Bein leicht vor Dich. Halte den Ball vor Deiner Brust. Die Ellbogen sind angewinkelt auf Schulterhöhe. Drehe den Oberkörper und den Ball nach links und schwinge dabei das linke Bein nach rechts. Konzentriere Dich auf Deinen Oberkörper und die Hüftdrehung, weniger auf Arme und Beine.
Atme bei jedem Richtungswechsel aus.

Wichtig: Die Bewegung wird vom Körper geleitet. Das schützt vor Verletzungen in den Gelenken. Drehe Dich rhythmisch von Seite zu Seite, wobei sich der Oberkörper und die Beine in die gegensätzliche Richtungen bewegen. Das bewegte Bein ist durchgestreckt und der Fuß angezogen. Spüre das Stretching in Rücken und Taille.

Richtig:

- Den Bauch anspannen.
- Das Gewicht auf die Fußballen verlagern.

Falsch:

- Sich zu ruckartig drehen.
- Die Arme hängen lassen.
- Sich auf die Fersen stützen oder diese anheben.
- Das bewegte Bein anwinkeln.

Das Aufbauprogramm zum Erfolg

Trainingsplan für die zweite Runde

Auch die zweite Runde ist ein Trainingsprogramm, das auf vier Wochen ausgelegt ist und Steigerungspotential hat. Es empfiehlt sich, drei Mal pro Woche zu trainieren (zum Beispiel montags, mittwochs und freitags).

	Wiederholungen in Woche 1 (ca. 20 Min)	Wiederholungen in Woche 2 (ca. 25 Min)	Wiederholungen in Woche 3 (ca. 35 Min)	Wiederholungen in Woche 4 (ca. 45 Min)
Spirale (je Seite)	4 (1. Tag) 6 (2. Tag) 8 (3. Tag)	6 (1. Tag) 8 (2. Tag) 10 (3. Tag)	8 (1. Tag) 10 (2. Tag) 12 (3. Tag)	10 (1. Tag) 12 (2. Tag) 15 (3. Tag)
Push it für Profis (je Seite)	5 6 8	6 8 10	8 12 15	12 15 20
Diagonales Holzhacken (je Seite)	5 6 8	7 8 10	9 10 12	10 12 15

Wiederhole nun erst diese ersten drei Techniken ein **zweites Mal** und beginne erst dann mit den nachfolgenden vier Übungen.

Golfschwung (je Seite)	5 6 10	8 10 15	10 14 20	12 16 25
Turm von Pisa (je Seite)	5 6 10	7 9 12	9 12 15	12 15 20
Powerhocke	5 7 10	8 9 12	10 12 15	12 15 20
Kneten	5 8 10	8 10 12	10 12 15	12 15 20

Wiederhole nun erst diese vier Techniken ein **zweites Mal** und beginne erst dann mit den nachfolgenden drei Übungen.

Spiderman (je Seite)	4 6 8	6 8 10	8 10 12	10 12 15
Beinpass (je Seite)	4 6 8	6 8 10	8 12 15	10 15 20
Beinkehren (je Seite)	6 8 10	8 10 12	10 12 15	12 15 20

Wiederhole nun erst diese drei Techniken ein **zweites Mal** und schließe dann die schon bekannten Entspannungsübungen „Sandwich", „Seitenlage" und „Adler" an (siehe Seiten 46 ff.).

Die dritte Runde

Nun steht die nächste Runde meines Programms an und Du wirst Dich jetzt bereits viel besser in Deiner Haut fühlen. Deine Beweglichkeit hat sich in den letzten Wochen deutlich verbessert und etwaige Schmerzen in den Gelenken gehören mehr und mehr der Vergangenheit an.

Deine Muskeln sind stärker und elastischer geworden und auch Deine Kondition hat sich gesteigert. Deine Körperhaltung hat sich verbessert und Dein Inneres strahlt diese neu erlangte Kraft aus. Kein Zweifel, man sieht Dir Dein neu gewonnenes Wohlbefinden an.

Es fällt Dir auch leichter, die Arme und Beine einzusetzen, denn Deine Beweglichkeit in und um die Gelenke hat sich verbessert. Im Alltag oder beim Sport hat sich Deine Koordinationsfähigkeit und Reaktionszeit gesteigert. Mehr Energie und besserer Schlaf – während Du früher noch schwer aus dem Bett gekommen bist, steif und träge warst, strotzt Du jetzt vor Energie.

Manche der Programmteile haben es in sich, aber mit Deiner jetzigen Stärke, wirst Du auch diese meistern. Wie auch immer, Du bist bestens gerüstet, um Deinen Körper und Geist auf die nächste Stufe zu bringen.

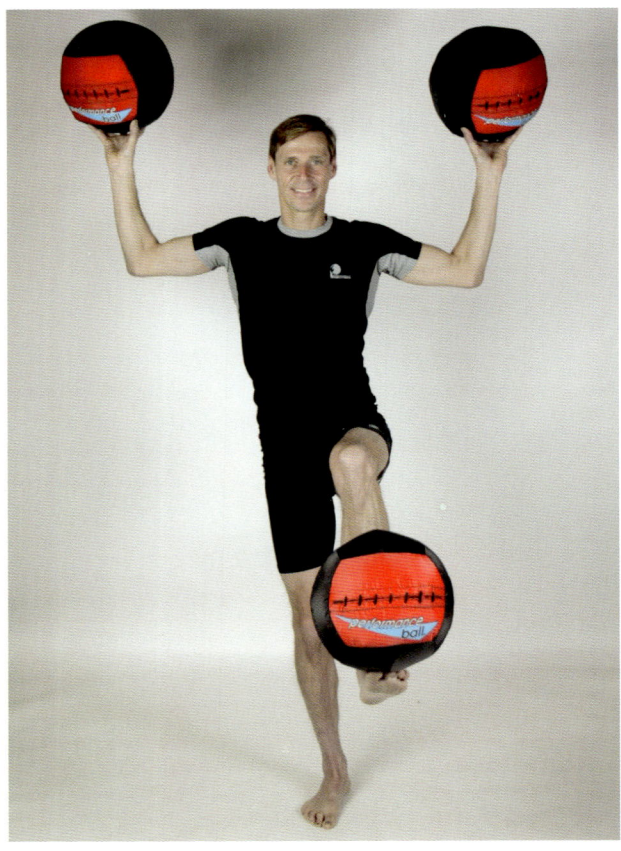

Das Aufbauprogramm zum Erfolg

Hoch das Knie

Anfänger: Blicke geradeaus und berühre nach jeder Wiederholung mit den Fußzehen oder -ballen den Boden.

Fortgeschrittene: Drehe den Kopf in Ballrichtung und berühre den Boden zwischen den Wiederholungen nicht.

Profis: Drehe den Kopf in Ballrichtung und berühre den Boden zwischen den Wiederholungen nicht, sondern drehe Dich auf der Stelle im 90-Grad-Winkel nach rechts und bei der anderen Hälfte der Übung nach links.

Trainiert: Bauchmuskeln, Rückenmuskeln, Oberkörper und Beine.

Stabilisiert Muskelgruppen: im Schultergürtel, in den Hüften, Knien und Fußgelenken.

Funktionsverbesserungen: Hilft bei Problemen mit Schwindel und Gleichgewichtsstörungen. Die Übung verbessert die Bewegung in Oberkörper und Hüfte und stärkt die räumliche Wahrnehmung. Treppensteigen und das Klettern auf Leitern fällt leichter. Bessere Lauf- und Sprungleistungen. Beugt Verletzungen in Hüfte, Knien, Fußgelenken und bei Arthritis vor. Verbessert Körperhaltung und Selbstkontrolle in der Bewegung

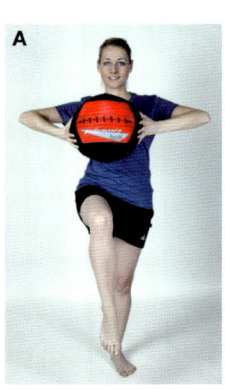 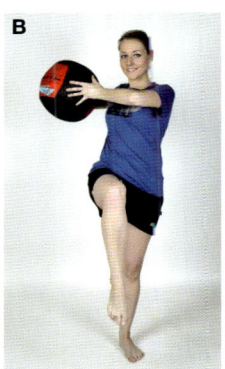 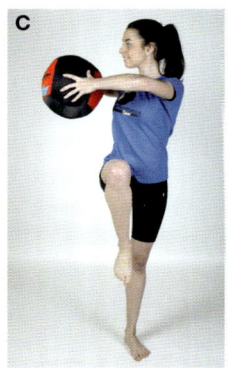 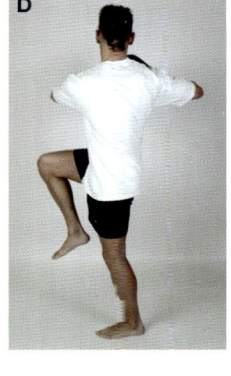

D: Profilevel

C: Fortgeschrittenenlevel

A-B: Anfängerlevel

Beginne im aufrechten Parallelstand. Die Füße stehen etwas schmaler als Deine Schultern breit sind. Halte den Ball (die leichten Hanteln) mit festem Griff in Schulterhöhe vor der Brust. Die Ellbogen hältst Du in der gleichen Höhe. Nun verlagere das Gewicht auf das linke Bein, ziehe das rechte Knie nach oben und drehe Dich mit dem Oberkörper nach rechts. Arme und Ellbogen bleiben auf Schulterhöhe. Dann zurück zur Ausgangsposition und wiederhole die Übung.
Atme bei jeder Drehung aus.

Richtig:

- Den Oberkörper so weit wie möglich drehen.
- Das Gewicht auf die Fußballen verlagern.
- Mit den Fußzehen fest auf den Boden stützen.
- Das Standbein gestreckt halten.

Falsch:

- Den Körper nicht überdrehen.
- Die Finger nicht locker lassen.
- Den Ball nicht absenken.
- Das Standbein nicht seitlich drehen.

Schleife

Anfänger: Folge der Anleitung und konzentriere Dich auf einen Punkt vor Deinen Füßen.

Fortgeschrittene: Konzentriere Dich auf einen Punkt vor Deinen Füßen. Lasse den Ball nach jeder Übung fallen und einmal auf dem Boden aufkommen. Klatsche dabei so oft es geht in die Hände und fange den Ball wieder auf.

Profis: Konzentriere Dich auf einen Punkt vor Deinen Füßen. Lasse den Ball nach jeder Übung fallen und einmal auf dem Boden aufkommen, klatsche in die Hände und fange den Ball dann wieder auf. Dein Körpergewicht liegt auf dem vorderen Bein. Das hintere Bein darf den Boden nicht berühren und bleibt ein paar Zentimeter darüber.

Trainiert: Arme, Schultern, Oberkörper, Taille, Po und Oberschenkel.

Stabilisiert Muskelgruppen: in den Armen und Händen, den Schultern, Knien, Füßen und in der Leistengegend.

Funktionsverbesserungen: Bewirkt ein besseres Gleichgewicht und eine bessere Körperkoordination bei allen Aktivitäten, besonders bei seitlichen Bewegungen. Gibt mehr Kraft in Hüfte, Knien und Fußgelenken und beugt Stürzen, Zerrungen in der Leistengegend, im Rücken und in der Hüfte vor. Exzellente Übung für Fußball, Basketball, Tennis und Handball. Stärkt den Kreislauf.

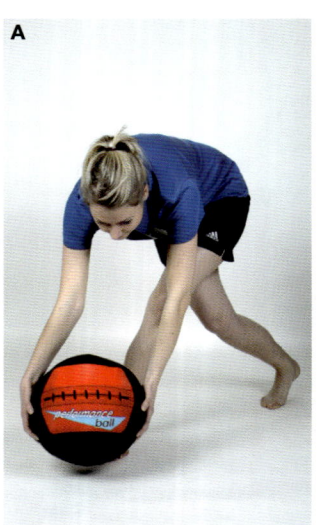 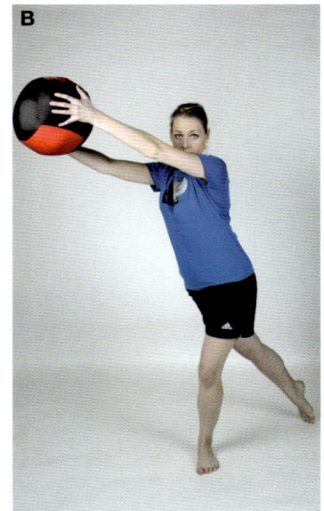 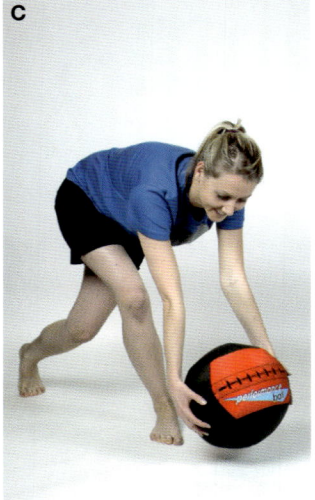

A-C: Anfängerlevel

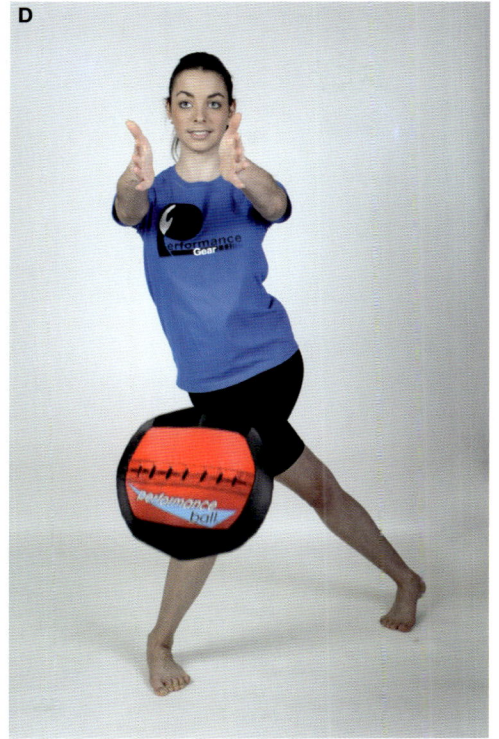
D: Fortgeschrittenenlevel

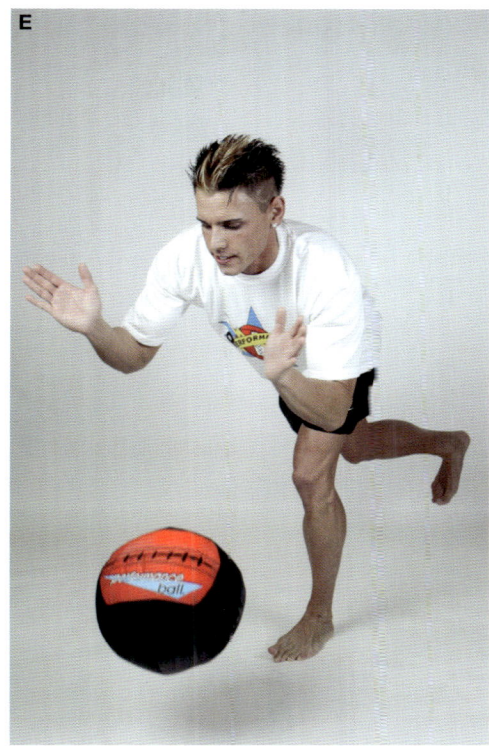
E: Profilevel

Beginne im Parallelstand und halte den Ball mit ausgestreckten Armen vor Dir. Verlagere das Gewicht auf das linke vordere Bein, gehe in die Hocke und kreuze das rechte Bein nach hinten. Im selben Zug beugst Du Dich mit ausgestreckten Armen nach vorn und führst den Ball vor bzw. unter das vordere Knie. Dann wieder zurück in die Ausgangsposition, das Gewicht auf das rechte Bein verlagern und die Seite wechseln. Die Bewegung Deines Körpers bildet dabei eine große Schleife.
Atme zweimal beim In-die-Hocke-Gehen und beim Wiederaufstehen aus.

Richtig:

- Bewege den ganzen Oberkörper, nicht nur die Arme.
- Presse die Fußballen fest auf den Boden.
- Halte den Rücken gerade.
- Bilde einen großen Kreis.
- Wechsle ohne anzuhalten die Seiten.
- Konzentriere Dich auf einen Punkt vor Dir.

Falsch:

- Umfallen oder das Gleichgewicht verlieren.
- Den Rücken beugen.
- Die Arme hängen lassen.
- Den Ball fallen lassen.
- Den Kopf drehen.

Football-Hocke

Anfänger: Folge der Anleitung.

Fortgeschrittene: Werfe nach jeder Hocke den Ball nach oben, klatsche in die Hände und fange den Ball in Brusthöhe wieder auf, bevor es wieder in die Hocke geht.

Profis: Springe nach jeder Hocke empor und werfe den Ball dabei nach oben, klatsche in die Hände und fange den Ball, bevor es wieder in die Hocke geht.

Trainiert: Rücken, Po und Beine.

Stabilisiert Muskelgruppen: im Rücken, in der Hüfte, Leistengegend und in den Knien.

Funktionsverbesserungen: Mobilität in Rücken und Hüfte. Beugt so Zerrungen vor und ermöglicht einen größeren Bewegungsspielraum in Alltag und im Sport. Das Gleichgewichtsgefühl wird besser und Du bekommst mehr Kontrolle beim Laufen und Rennen, besonders bei spontanen Richtungsänderungen. Die stärkere Beinmuskulatur schützt vor Knieverletzungen.

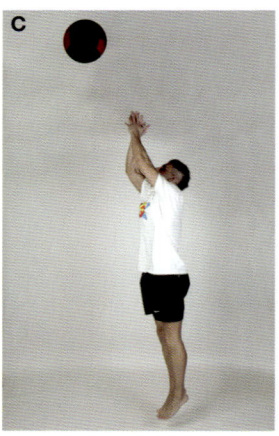

C: Profilevel

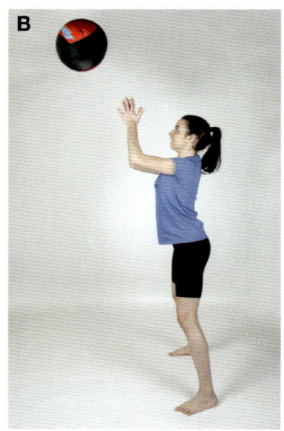

B: Fortgeschrittenenlevel

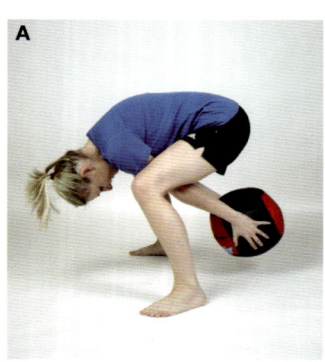

A: Anfängerlevel

Stelle Dich breitbeinig hin, die Zehen zeigen nach außen und die Füße stehen fest auf dem Boden. Halte den Ball mit gestreckten Armen in Schulterhöhe vor Dich. Gehe nun tief in die Hocke, lehne Dich nach vorn und reiche den Ball durch die Beine nach hinten. Blicke dabei wenn möglich durch die Beine hindurch. Da diese Bewegung durch das obere Rückgrat eingeleitet wird, wäre es gut, wenn Du eine weite Dehnung machst. Stelle Dich dann wieder gerade auf und hebe den Ball nach oben – wenn möglich über den Kopf. Danach wiederhole die Übung.
Atme beim In-die-Hocke-Gehen und beim Wiederaufstehen aus.

Richtig:	Falsch:
• Die Arme gestreckt lassen. • Die Füße fest auf den Boden stellen. • Nach jeder Hocke die Beine kurz ausstrecken. • In der Hocke die Knie genau wie die Füße ausrichten.	• Den Kopf hängen lassen. • Mit dem Ball den Boden berühren. • Das Knie nach innen verdrehen.

Das Aufbauprogramm zum Erfolg

Atlas

Anfänger: Folge der Anleitung und schließe bei der Übung die Augen.

Fortgeschrittene: Folge der Anleitung, werfe den Ball in die Höhe und klatsche dabei ein- oder zweimal in die Hände.

Profis: Mache die Übung nur auf einem Bein, werfe den Ball in die Höhe und klatsche dabei ein- oder zweimal in die Hände.

Trainiert: Arme, Schultern, Rücken und Po.

Stabilisiert Muskelgruppen: im Nacken, in den Armen, Handgelenken, im Ellbogen, im Schultergürtel und in der Hüfte (in den Knien und Füßen, wenn Übung nur auf einem Bein ausgeführt wird).

Funktionsverbesserungen: Bessere Körperhaltung dank stärkerer Rückenmuskulatur. Beugt Verletzungen beim Heben und Abstellen von schweren Gegenständen vor. Größere Reaktionsschnelligkeit und besseres Körpergefühl im Rückenbereich

Wichtig: Bei der Übung geht es um Reaktionsschnelligkeit. Je steiler der Rücken, desto schneller rollt der Ball.

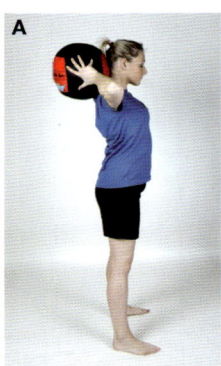
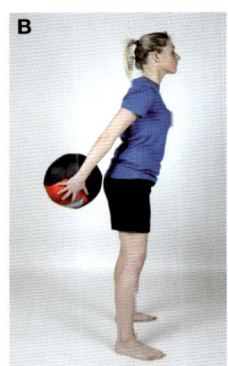
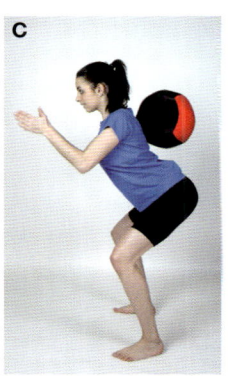
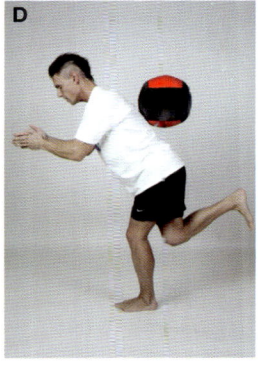

D: Profilevel

C: Fortgeschrittenenlevel

A-B: Anfängerlevel

Stell Dich in den Parallelstand. Die Beine stehen dabei enger als Deine Hüften breit sind. Platziere den Ball hinter Kopf und Nacken, strecke die Ellbogen zur Seite und blicke geradeaus nach vorn. Lasse den Ball rollen und beuge Dich schnell nach vorn, wobei sich auch Hüfte und Beine bewegen. Fasse schnell nach hinten, um den Ball mit gestreckten Armen wieder zu fangen. Wenn Du Deinen Körper perfekt bewegst, dann rollt der Ball ruhig den Rücken hinunter. Dann den Ball mit einer Hand (Hände abwechseln) wieder in die Startposition bringen.

Tipp: Halte Deinen Rücken gerade und ruhig, damit der Ball kontrolliert rollen kann.
Atme dreimal: Beim Loslassen, beim Fangen und wenn Du den Ball wieder im Nacken platzierst.

Richtig:

- Den Rücken gerade halten.
- Den Bauch ständig anspannen.
- Mit dem Auffangen warten, bis der Ball ganz runtergerollt ist.
- Den Ball bewusst auf dem Rücken fühlen.
- Nach dem Loslassen schnell in die Auffangposition wechseln.

Falsch:

- Den Ball fallen lassen.
- Den Kopf hängen lassen.
- Den Rücken krümmen.

Schenkel- und Schienbeintritt

Anfänger: Nach jedem Stoß und Tritt kurz mit den Fußzehen den Boden berühren.

Fortgeschrittene: Den Boden jetzt nicht mehr berühren.

Profis: Nach jeder Übung einen kleinen Sprung seitwärts machen und gleich wieder zurück in die Ausgangsstellung gehen.

Trainiert: Arme, Beine, Oberschenkel, hinterer Oberschenkelmuskel und Füße.

Stabilisiert Muskelgruppen: in den Händen, Fingern, Hüften, Knien und Füßen.

Funktionsverbesserungen: Verbessertes Gleichgewicht durch kräftigere Füße. Dadurch bessere Körperkontrolle und mehr Bewegungsfreiheit. Vorbeugung von Verletzungen in den Bereichen Knöchel, Knie, Hüfteregion, hintere Oberschenkelmuskulatur und Rückgrat. Treppensteigen und Klettern wird leichter. Gutes mentales Konditionstraining, gut für Kreislauf durch intensive und rhythmische Atmung.

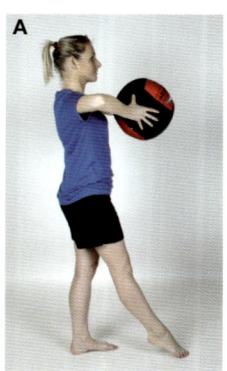 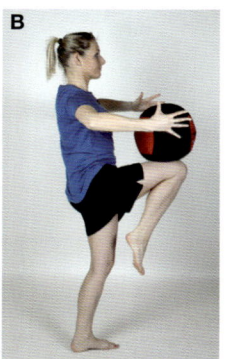 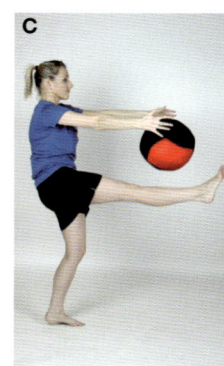 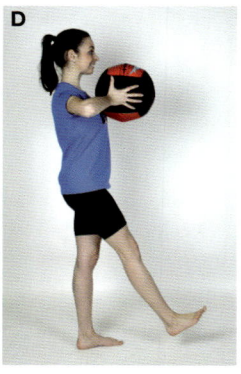

D: Fortgeschrittenenlevel

A-C: Anfängerlevel

Stelle einen Fuß unmittelbar vor den anderen. Das Körpergewicht liegt auf dem hinteren Bein und die Fußspitzen des vorderen Fußes berühren den Boden. Halte den Ball mit festem Griff vor die Brust. Deine Ellbogen sind in Schulterhöhe angewinkelt. Ziehe das Knie des Vorderbeins an, lasse gleichzeitig den Ball fallen und am angezogenen Oberschenkel abprallen, sodass der Ball zurückspringt. Greife den Ball, strecke dann die Arme aus, lehne Dich nach vorn und lasse den Ball auf das ausgestreckte Schienbein fallen und fange ihn wieder auf. Mit Kontrolle das Bein wieder absenken und den Ball an die Brust zurückziehen. Erst nach allen Wiederholungen das Bein wechseln.
Atme jeweils beim Abprallen des Balles vom Oberschenkel und Schienbein kraftvoll aus.

Richtig:

- Treffe den Ball in der Mitte ...
- ... wenn Dein Oberschenkel waagrecht steht.
- Beuge Dich leicht nach vorn.
- Arme sind in Schulterhöhe.
- Beuge Dich mit dem ganzen Oberkörper nach vorn.
- Schwinge das Bein gerade nach oben.

Falsch:

- Buckel machen.
- Den Ball mit den Zehen oder Knien kicken.

Jonglieren

Anfänger: Folge der Anleitung.

Fortgeschrittene: Werfe im Sumo-Stand den Ball mit ausgestreckten Armen leicht über den Kopf.

Profis: Mache im Sumo-Stand beim Ballwechsel zwei, drei kleine Schritte in Ballrichtung und werfe den Ball mit ausgestreckten Armen über den Kopf.

Trainiert: Arme, Schultern, Nacken und Beine.

Stabilisiert Muskelgruppen: in den Armen, Händen, Fingern, Schultern, Ellbogen, in der Hüfte, den Knien und Füßen.

Funktionsverbesserungen: Erweitert den Aktionsradius der Arme und verbessert die Kraft in Armen und Händen. Dadurch entsteht mehr Mobilität in den Schultern und wird Nacken- und Ellbogenschmerzen vorgebeugt. Besseres Gleichgewicht und Körperkontrolle und geringeres Sturzrisiko.

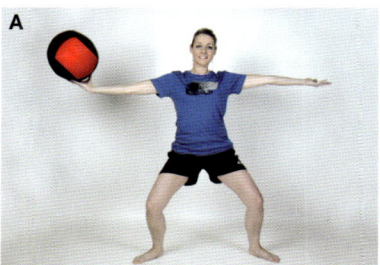

A-C: Anfängerlevel

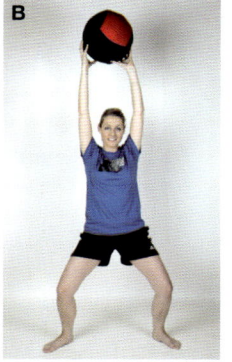

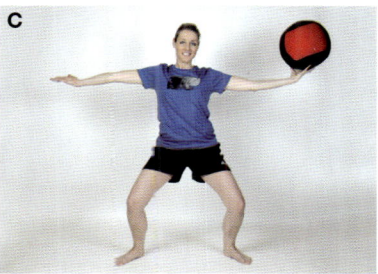

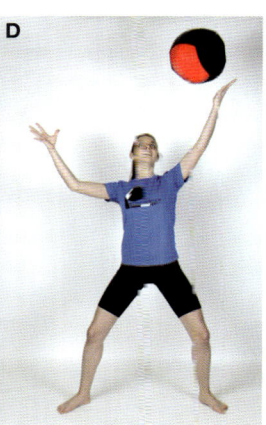

D: Fortgeschrittenenlevel

Stelle Dich wie ein Sumo-Ringer auf. Die Knie sind direkt über den Füßen, die nach außen zeigen. Gehe in die Hocke und strecke die Arme in Schulterhöhe zur Seite aus. Halte mit den Fingern den Ball fest in der rechten Hand. Nun hebe Deine gestreckten Arme bis über den Kopf an und reiche den Ball in die linke Hand. Senke die Arme wieder bis in Schulterhöhe ab und wiederhole die Übung auf der anderen Seite. Während der Übung bleiben die Beine angewinkelt.
Atme jeweils beim Ballwechsel aus.

Wichtig: Arme ganz gestreckt lassen.

Richtig:

- Aufrechte Körperhaltung.
- Den Ball mit den Fingern halten.
- Die Arme stets ausgestreckt halten.
- In der Sumo-Hocke verbleiben.

Falsch:

- Die Knie nach innen einknicken lassen.
- Die Arme nach vorne bringen.
- Die Arme hängen lassen.

Weltreise

Anfänger: Die Beine etwas weiter als die Schulterbreite spreizen und den Radius verkleinern. Nicht zu weit nach vorne lehnen.

Fortgeschrittene: Folge der Anleitung.

Profis: Führe die Übung nur auf einem Bein aus.

Trainiert: Hüfte, Rücken und Oberkörper.

Stabilisiert Muskelgruppen: in den Handgelenken, Ellbogen, im Schultergürtel und Rücken, in der Hüfte, Leistengegend, den Knien und Füßen.

Funktionsverbesserungen: Besseres Gleichgewicht und Gelenkstabilität, darum mehr Beweglichkeit und größere Reichweite. Funktionelles Krafttraining für den Rücken, um Zerrungen zu verhindern und Steifheiten im Körper zu lösen. Entspannt den Körper und senkt den Blutdruck. Schwindelanfälle gehen zurück. Eine Kräftigung des Unterkörpers ist für alle Sportarten empfehlenswert.

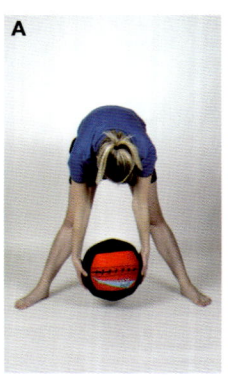
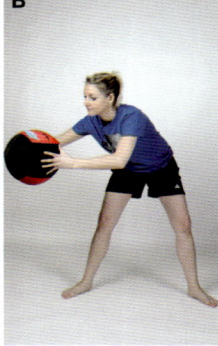
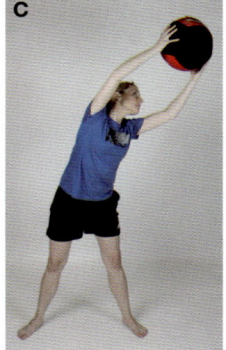

A-C: Anfängerlevel

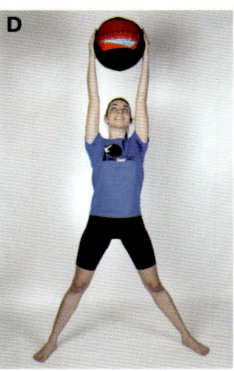

D: Fortgeschrittenenlevel

Beginne im Spagatstand, wobei die Füße nach vorne zeigen und die Zehen fest den Boden berühren. Lehne Dich vor und reiche den Ball mit gestreckten Armen nach vorn. Drehe Dich nun mit dem Oberkörper kreisförmig nach rechts und halte den Ball im festen Griff. Ball, Arme und Oberkörper bilden eine Einheit. Die Beine bleiben steif und die Füße dürfen nicht wegrutschen.
Atme bei jeder Viertelumdrehung.

Richtig:

- Verbeuge Dich wie ein Diener.
- Mache einen tiefen Kreis.
- Strecke Arme und Beine durch.
- Der Kopf bewegt sich dazu im Rhythmus.
- Beine nach innen drücken.
- Füße fest aufstellen.

Falsch:

- Einen Buckel machen.
- Die Beine wegrutschen lassen (Stand korrigieren).
- Nur einen Teil des Kreises abfahren.
- Die Knie anwinkeln.
- Aufhören zu atmen.

Pinocchio

Anfänger: Folge der Anleitung.

Fortgeschrittene: Nach jeder Wiederholung nach rechts oder links hüpfen.

Profis: Stehe nur auf einem Bein.
Hüpfe nach jeder Wiederholung mit
ausgestreckten Armen nach rechts
oder links.

Trainiert: Arme, Schultern und Beine.

Stabilisiert Muskelgruppen: in den Ellbogen, Schultern, im
Rücken, in der Hüfte, den Knien und Fußgelenken.

Funktionsverbesserungen: Fördert Gleichgewicht und Koordination. Mehr allgemeine Körperkraft, wodurch sämtliche Bewegungen
eichter fallen. Mehr Schulterstabilität – schützt vor Unfällen in Alltag
und Sport. Mehr Kraft im gestreckten Arm (Fangen, Werfen usw.).
Mehr Kraft in den Beinen, Knien und Fußgelenken.

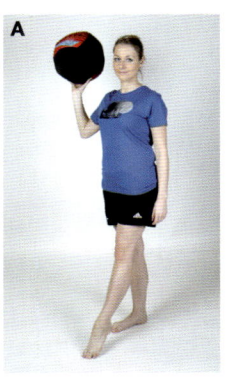
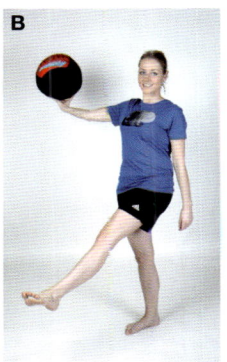
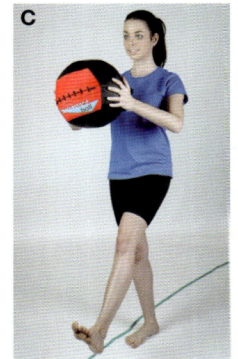
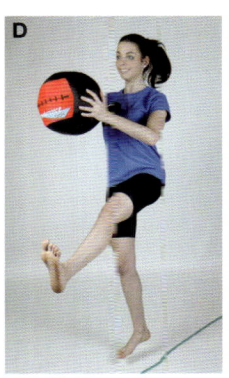

C-D: Fortgeschrittenenlevel

A-B: Anfängerlevel

Stell Dich auf das rechte Bein und lasse das gestreckte linke Bein etwas in der Luft hängen. Halte den
Ball fest in der rechten Hand parallel zur rechten Schulter. Nun bewegst Du den Ball in Schulterhöhe
seitwärts und hebst das linke gestreckte Bein an. Dann wieder zurück in die Ausgangsposition und die
Übung wiederholen. Danach wechselst Du die Seite.
Atme jeweils beim Strecken und Anwinkeln von Arm und Bein aus.

Richtig:

• Arme und Beine gleichzeitig bewegen.
• Aufrecht stehen.
• Den Kopf ruhig halten und geradeaus blicken.
• Den Bauch anspannen.
• Fest stehen.
• Das Körpergewicht auf die Fußballen verlagern.

Falsch:

• Die Körperkontrolle verlieren.
• Nach vorn lehnen.
• Arme und Beine krümmen.

Torero

Anfänger: Folge der Anleitung. Drehe den Kopf in Ballrichtung.

Fortgeschrittene: Folge der Anleitung. Drehe den Kopf in Ballrichtung und habe die Füße überkreuzt. Schließe die Augen.

Profis: Folge der Anleitung. Drehe den Kopf in Ballrichtung und stehe nur auf einem Bein. Augen geöffnet lassen.

Trainiert: Arme, Oberkörper und Rücken.

Stabilisiert Muskelgruppen: in den Händen, Fingern, Schultern, Ellbogen, in der Hüfte, den Knien und Füßen (intensiver, wenn Übung nur auf einem Bein ausgeführt wird).

Funktionsverbesserungen: Bessere Körperhaltung, Körperkontrolle, Beinstellung und Beweglichkeit des Oberkörpers, wodurch alle Aktivitäten in der Drehung, beim Nehmen und Geben von Lasten erleichtert werden. Besseres räumliches Bewusstsein, gezielter Muskelaufbau in Bauch und Rücken, sowie mehr Stabilität in Hüfte, Knien und Fußgelenken.

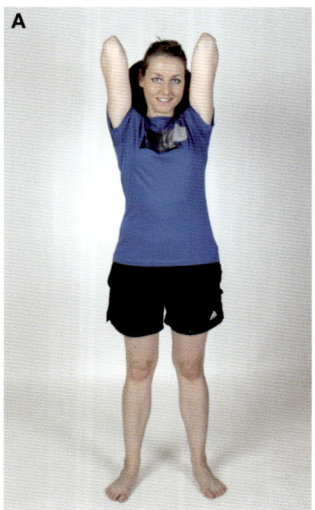
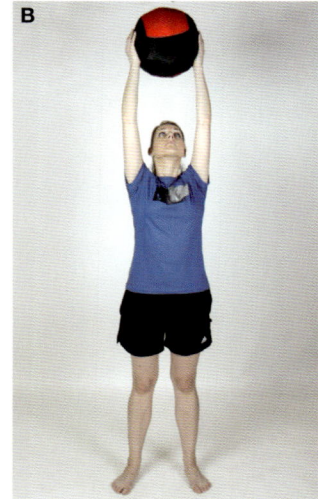
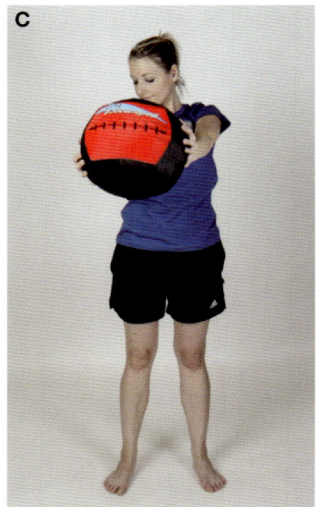

A-D: Anfängerlevel

Das Aufbauprogramm zum Erfolg

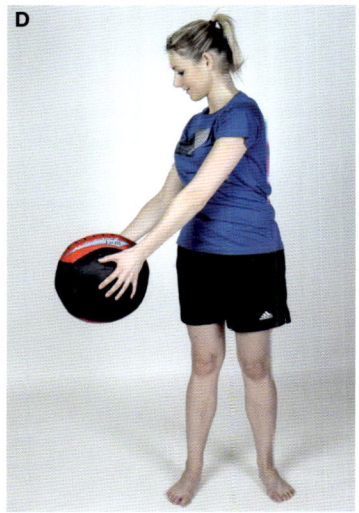

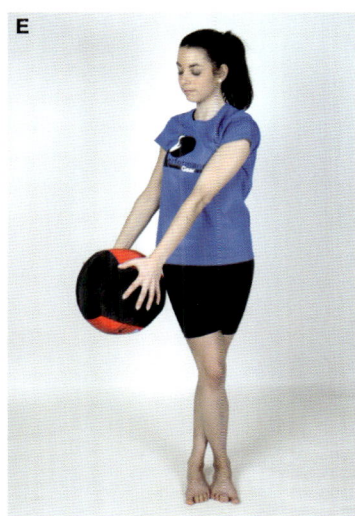

E: Fortgeschrittenenlevel

Beginne im Parallelstand. Die Füße stehen stabil auf dem Boden. Besonders die Zehen müssen einen stabilen Kontakt zum Boden haben, da Du sonst während der Übung abdriftest. Platziere den Ball hinter Deinem Kopf. Strecke die Arme nach oben aus. Bringe den Ball mit gestreckten Armen vornüber nach unten und drehe Dich gleichzeitig zur Seite, wobei sich Oberkörper und Kopf mitdrehen. Wechsel die Seite erst nachdem Du alle Wiederholungen absolviert hast.
Atme bei der Bewegung kräftig aus.

Wichtig: Die Arme beim Absenken des Balles nicht anwinkeln. Die Bewegung wird nur vom Oberkörper gesteuert – Hüfte und Beine bleiben ruhig stehen.

Richtig:

- Mit den Zehen fest auf dem Boden stehen.
- Sich mit dem Ball hoch strecken.
- Fest zugreifen.
- Aufrecht stehen.
- Bei der Drehung leicht über die Hüfte nach vorn lehnen.

Falsch:

- Die Knie drehen.
- Die Füße wegrutschen lassen.
- Die Arme beim Drehen des Oberkörpers anwinkeln.
- Sich zurücklehnen.

Spagat

Anfänger: Folge der Anleitung.

Fortgeschrittene: Folge der Anleitung. Halte die Arme gestreckt und hebe den Ball mit geschlossenen Augen so hoch wie möglich über den Kopf.

Profis: Nach dem Vorbeugen schnell wieder aufrichten und den Ball gerade nach oben werfen. Dann mit ausgestreckten Armen den Ball wieder auffangen und mit diesem den Fuß berühren, bevor das Spiel von neuem beginnt. Wenn möglich, dann bei der Übung bitte die Augen schließen.

Trainiert: Schultern, Nacken, Arme, Rücken und Beine.

Stabilisiert Muskelgruppen: in den Handgelenken, Ellbogen, im Schultergürtel, in der Hüfte, Leistengegend und den Füßen.

Funktionsverbesserungen: Durch das gezielte Stabilisationstraining wird in den Bereichen Hüfte, Leisten, innere Oberschenkeln und Füße Verletzungen vorgebeugt und gleichzeitig auch der Bewegungsradius vergrößert. Das Krafttraining für den Rücken und die hintere Oberschenkelmuskulatur schützt diese Partien beim Heben und Bücken vor Verletzungen. Besseres Gehen und Laufen bei allen Rennsportarten. Ausgeglichener Blutdruck, mehr Körpergefühl, Kraft- und Körperkontrolle, vor allem bei seitlichen Bewegungen.

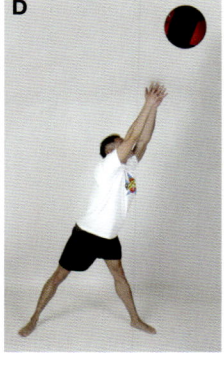

D: Profilevel

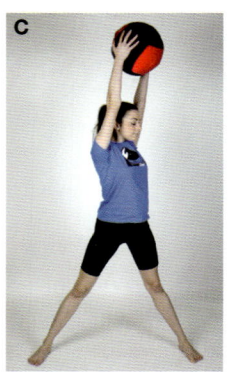

C: Fortgeschrittenenlevel

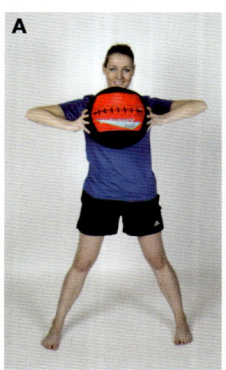

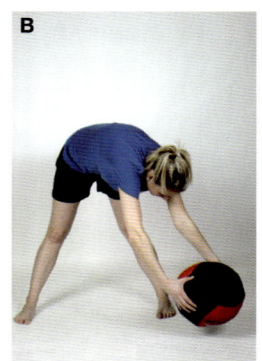

A-B: Anfängerlevel

Stell Dich stabil in den Spagat – mit den Fußzehen leicht nach innen gedreht. Presse den Ball gegen die Brust, sodass die Muskeln der Schulterblätter arbeiten. Lehne Dich nach vorne links und strecke dabei die Arme aus. Versuche mit dem Ball den linken Fuß zu berühren, oder gehe sogar noch etwas weiter darüber hinaus. Jetzt fühlst Du das Stretching. Stelle Dich wieder aufrecht hin und wiederhole die Übung. Atme beim Vorbeugen und Wiederaufrichten aus.

Wichtig: Die Füße müssen nach innen zeigen und der große Zeh fest auf den Boden gedrückt werden. Das verstärkt die Standkraft des Fußes und beugt so Verletzungen vor.

Richtig:

- Ziehe die ausgestreckten Beine nach innen, als würdest Du ein Pferd reiten.
- Drehe den gesamten Oberkörper, nicht nur die Beine.
- Stelle Dich zwischen den Übungen aufrecht hin.

Falsch:

- Sich zu weit strecken (Vorsicht Zerrung).
- Die Beine wegrutschen lassen.

Das Aufbauprogramm zum Erfolg

Trainingsplan für die dritte Runde

Auch die dritte Runde ist ein Trainingsprogramm, das auf vier Wochen ausgelegt ist und Steigerungspotential hat. Es empfiehlt sich, drei Mal pro Woche zu trainieren (zum Beispiel montags, mittwochs und freitags).

	Wiederholungen in Woche 1 (ca. 30 Min)	Wiederholungen in Woche 2 (ca. 35 Min)	Wiederholungen in Woche 3 (ca. 40 Min)	Wiederholungen in Woche 4 (ca. 45 Min)
Hoch das Knie (je Seite)	**4** (1. Tag) **4** (2. Tag) **6** (3. Tag)	**6** (1. Tag) **8** (2. Tag) **8** (3. Tag)	**10** (1. Tag) **10** (2. Tag) **12** (3. Tag)	**12** (1. Tag) **12** (2. Tag) **14** (3. Tag)
Schleife (je Seite)	4 5 5	6 6 7	7 8 8	9 10 10
Football-Hocke (je Seite)	4 5 6	6 7 8	8 9 9	10 11 12

Wiederhole nun erst diese ersten drei Techniken ein **zweites Mal** und beginne erst dann mit den nachfolgenden vier Übungen.

Atlas	4 4 6	6 8 8	10 10 10	12 14 14
Schenkel- und Schienbeintritt (je Seite)	3 4 4	5 5 6	7 7 8	9 10 10
Jonglieren (je Seite)	5 5 6	6 7 7	8 8 9	10 10 12
Weltreise (je Seite)	3 3 4	5 5 6	7 7 8	8 9 10

Wiederhole nun erst diese vier Techniken ein **zweites Mal** und beginne erst dann mit den nachfolgenden drei Übungen.

Pinocchio (je Seite)	4 4 6	6 8 8	8 10 10	10 12 12
Torero (je Seite)	4 4 6	6 8 8	10 10 12	12 14 14
Spagat (je Seite)	3 3 4	4 5 5	6 7 7	8 9 10

Wiederhole nun erst diese drei Techniken ein **zweites Mal** und schließe dann die schon bekannten Entspannungsübungen „Sandwich", „Seitenlage" und „Adler" an (siehe Seiten 46 ff.). Nicht aufgeben! Jetzt heißt es: Zähne zeigen und weiter mit dem Ball spielen.

Die vierte Runde

Du stehst nun vor der vierten Runde und hast damit so etwas Ähnliches wie das kleine Finale erreicht. Die zehn Übungen, die jetzt kommen, werden Dich noch stärker fordern als die bisherigen. Mit dem Mehr an Kraft und Kondition, das Du in den vergangenen Monaten bekommen hast, steht Dir aber auch diese Runde offen.

Die Muskeln brauchen die Zeit und die gleichmäßige Stimulation, um kräftig anwachsen zu können, damit sie den Körper gleichmäßig stützen und kraftvoll bewegen können. Hierfür sind vier Monate eine angemessene Zeit, um sich körperlich und geistig an den Kraft- und Konditionsaufbau zu gewöhnen und ohne sich damit zu überfordern. Mehr Beweglichkeit kostet seine Zeit. Das monatliche Wechselspiel der Übungen spornt die Muskeln zu einem kraftvollen Wachstum an.

Damit hast Du beinahe das Ende des Hauptprogramms erreicht und schon heute sind einige Deiner Körperfunktionen spürbar besser. Auch so manches Kilo an Übergewicht hat sich in den vergangenen Wochen von Dir verabschiedet und in Körperkraft verwandelt. Die letzten zehn Übungen sind nun die größte Herausforderung. Jetzt geht es ganz runter auf den Boden und ganz hoch nach oben, und hierfür benötigst Du die volle Körperkontrolle. Nicht ungeduldig werden – gut Ding braucht Weile.

Bis zum Ende dieses Aufbautrainings hat sich Dein Körper an die neuen Anforderungen gewöhnt. Du solltest selbst den größten Wert darauf legen, dass dies auch so bleibt. Ein Körper – ein Leben. Vier bis sechs Tage Bewegung mit meinem Trainingsprogramm in der Woche, sollten es schon sein. Deine neu gewonnene Form können Dein Körper und Dein Geist bis ins hohe Alter hinein halten und abrufen.

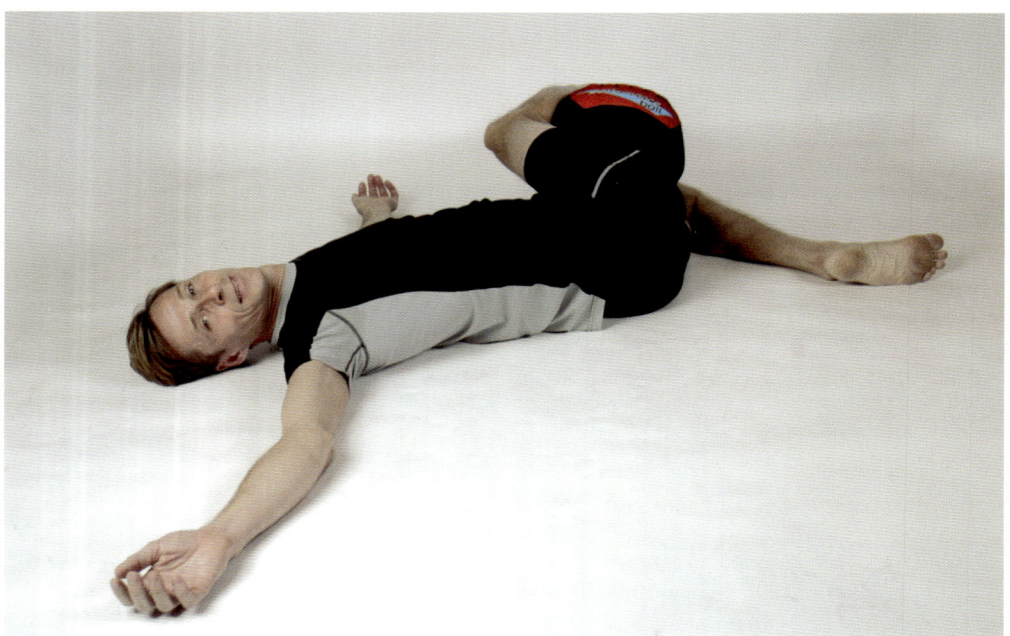

Guten Morgen mit Side Twist

Anfänger: Folge der Anleitung.

Fortgeschrittene: Folge der Anleitung, aber halte die Arme gestreckt.

Profis: Wie bei den Fortgeschrittenen, aber Übung nur auf einem Bein stehend ausführen. Den Ball jedoch nicht ganz bis zum Boden reichen – die Schienbeinhöhe reicht aus.

Trainiert: Rücken, Taille, Brust und Oberkörper.

Stabilisiert Muskelgruppen: am Schultergürtel und Rückgrat, in den Hüft-, Knie- und Fußgelenken.

Funktionsverbesserungen: Stabilisationstraining für die Hüften, Leisten, inneren Oberschenkel und Füße. Beugt Verletzungen vor und ist ein dynamisches Krafttraining für den Rücken und die hintere Oberschenkelmuskulatur. Die Bewegungsfreiheit beim Beugen und Heben wird größer. Bessere Leistungen beim Gehen und Laufen. Ausgeglichener Blutdruck, mehr Kraft und Körperkontrolle bei seitlichen Bewegungen. Insgesamt stärkeres Körpergefühl.

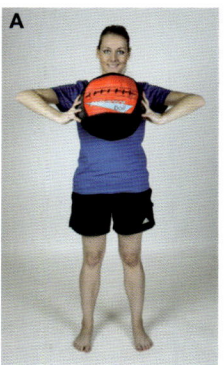 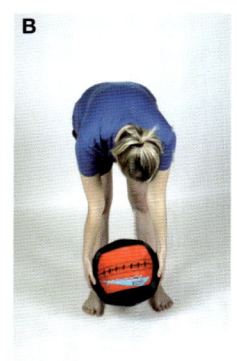 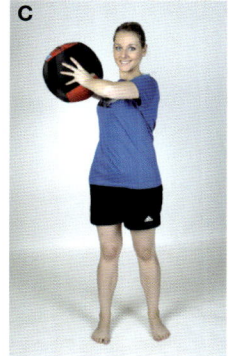

A-C: Anfängerlevel

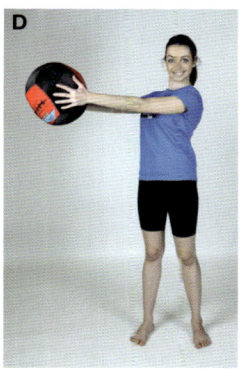

D: Fortgeschrittenenlevel

Beginne im Parallelstand. Die Füße stehen etwas schmaler als Deine Schultern breit sind. Halte den Ball mit gestreckten Armen vor Dich hin. Beuge Dich gerade nach unten und berühre mit dem Ball den Boden vor den Füßen. Dann wieder gerade aufstellen, den Ball in Brusthöhe und den Oberkörper nach rechts drehen. Durch das Mitziehen der Arme werden die Muskeln zwischen den Schulterblättern stärker beansprucht. Achte während der Drehung darauf, dass Deine Ellbogen in Brusthöhe bleiben. Drehe den Körper wieder nach vorn und wechsle mit jeder Wiederholung die Drehrichtung.
Atme jeweils beim Vorbeugen, Aufrichten und Drehen aus.

Wichtig: Beim Herunterziehen der Ellbogen, fühlst Du die Muskeln zwischen den Schulterblättern. Dies gibt Dir eine bessere Körperhaltung, stabileres Gleichgewicht und mehr Energie.

Richtig:

- Den Kopf gerade halten und geradeaus blicken.
- Erst gerade stehen, dann erst drehen.
- Nur den Oberkörper drehen.
- Die Beine gestreckt lassen.
- Verbeuge Dich wie ein Japaner.
- Bauchmuskeln während der Übung anspannen.

Falsch:

- Ein Hohlkreuz machen.
- Das Bein mitdrehen.
- Den Kopf drehen.

Rennfahrer

Anfänger: Folge der Anleitung.

Fortgeschrittene: Absolviere die Übung nur auf einem Bein. Die Arme bleiben bei der Drehung gestreckt.

Profis: Hüpfe nach jeder Drehung einen Schritt zur Seite und nach der ersten Übungshälfte wieder zurück in Richtung Ausgangspunkt. Halte die Arme dabei hoch und gestreckt.

Trainiert: Brust, Arme, Hände und Oberkörper.

Stabilisiert Muskelgruppen: in den Ellbogen, Fingern, Schultern, Hüft-, Knie- und Fußgelenken.

Funktionsverbesserungen: Kraftvollere Finger, Hand- und Ellbogengelenke bringen eine bessere Kontrolle beim Tragen, Heben und Drücken. Mehr Power bei Sport und Spiel sowie bessere Konzentration beim Autofahren. Kräftigt die Verbindung Arme–Schultern–Oberkörper. Schmerzabbau bei Ellbogen- und Finger-Sehnenentzündung. Stärkt Bauch- und Rückenmuskulatur. Bessere Körperhaltung.

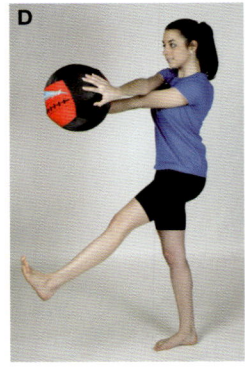

D: Fortgeschrittenenlevel

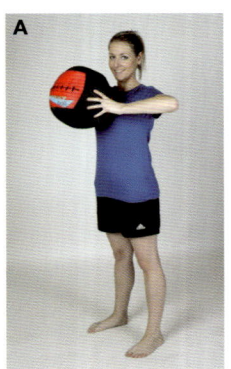 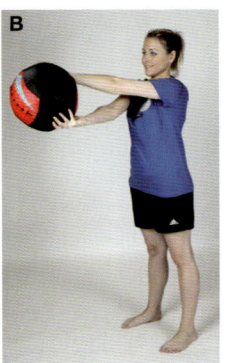 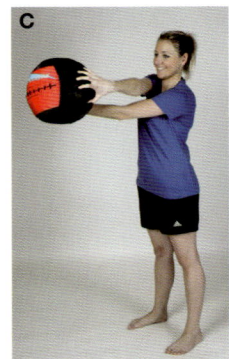

A-C: Anfängerlevel

Stehe aufrecht, den Ball an die Brust gedrückt und die Ellbogen leicht angewinkelt in Schulterhöhe. Drücke den Ball von Dir weg und drehe ihn wie ein Autolenkrad soweit es geht in eine Richtung und danach gleich wieder zurück. Die Arme sollten sich überkreuzen, ohne dass die Schultern dabei nach oben wegrutschen. Den Ball wieder an die Brust zurückführen und bei der nächsten Wiederholung in die andere Richtung drücken und drehen.
Atme beim Ausstrecken/Drehen sowie beim Heranziehen aus.

Richtig:

- Die Schultern nach unten drücken.
- Die Arme ausstrecken.
- Mit allen zehn Fingern in den Ball greifen.
- Bauch und Po anspannen.
- Stabil stehen.

Falsch:

- Den Körper mitdrehen.
- Kopf oder Beine bewegen.
- Den Ball fallen lassen.
- Die Arme absenken.

Das Aufbauprogramm zum Erfolg

Huhn

Anfänger: Folge der Anleitung, aber lass den Schenkel- und Schienbeintritt weg. Beuge Dich nur soweit es geht nach vorne – die Minihocke genügt.

Fortgeschrittene: Folge der Anleitung.

Profis: Nach jeder Wiederholung den Ball beim Vorbeugen fallen und einmal aufprallen lassen. Dann in die Hände klatschen und im Kreis zur Seite hüpfen.

Trainiert: Beine, Hüfte, Po, hinteren Oberschenkel und Fußgelenke.

Stabilisiert Muskelgruppen: in den Schultern, Armen, Beinen, der Hüfte und in der Brust.

Funktionsverbesserungen: Bessere Kontrolle und Power beim Gehen, Laufen, Sprinten und Treppensteigen. Geeignetes Krafttraining für Beine, Knie und Hüfte. Kräftigt dynamisch den Rücken und beugt auch Verletzungen in der Hüfte vor. Bessert das Gleichgewicht und die Körperkontrolle bei allen Tätigkeiten und Sportarten, besonders wenn man sich dabei nach vorne beugen muss. Kräftigt die Fußgelenke und die Achillessehne für mehr Sprungkraft. Durch das gleichmäßige Auf und Ab wird der Blutdruck ausgeglichener.

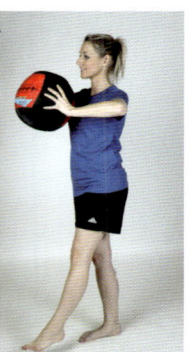 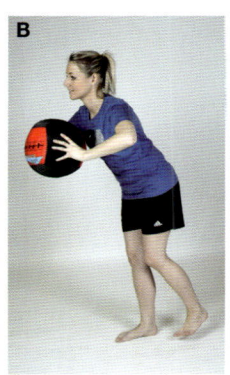 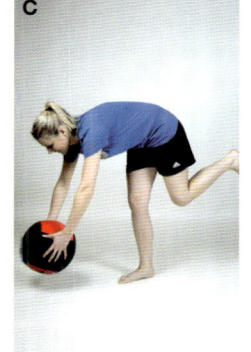

A-C: Anfängerlevel

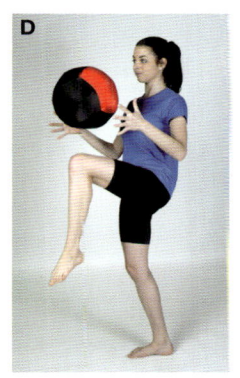 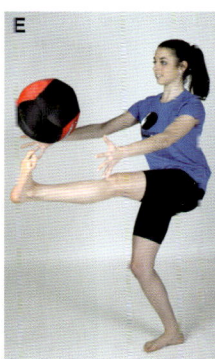

D-E: Fortgeschrittenenlevel

Stelle Dich auf das rechte Bein und lasse das linke leicht über dem Boden ausgestreckt schweben. Halte den Ball in Schulterhöhe vor der Brust. Beuge Dich nun langsam nach unten und strecke dabei die Arme aus, sodass der Ball den Boden berührt. Stelle Dich wieder aufrecht hin und drücke den Ball an die Brust. Strecke das linke Bein nach vorne, lehne Dich ebenso leicht vor und lasse den Ball auf dem Schienbein aufprallen. Dann den Ball wieder zurück an die Brust führen und die Übung wiederholen. Atme jeweils beim Runtergehen, Wiederaufrichten, beim Tritt und An-die-Brust-Ziehen des Balles aus.

Wichtig: Bei Schmerzen in den Knien die Übung sofort abbrechen. Dann ist Dein Bein noch nicht kräftig genug.

Richtig:

- Stabil stehen und Fersen am Boden lassen.
- Bewege Dich kontrolliert und rhythmisch.
- Den Rücken möglichst gerade halten.

Falsch:

- Mit dem erhobenen Bein den Boden berühren.
- Nicht das Knie einknicken lassen.

Achterbahn

Anfänger: Folge der Anleitung, aber rolle den Ball auf dem Boden.

Fortgeschrittene: Folge der Anleitung.

Profis: Schließe die Augen und drücke den Ball auf jeder Seite über den Kopf diagonal nach vorne.

Trainiert: Rücken, Po und Beine.

Stabilisiert Muskelgruppen: im Rückgrat, in der Hüfte, den Knien und Füßen.

Funktionsverbesserungen: Fördert Kraft und Dehnungsfähigkeit im Rücken. Stärkt auch Beine, Leistengegend, hintere Oberschenkelmuskulatur und die Knie. Dadurch fällt es leichter, in die Hocke zu gehen und dabei Lasten zu heben. Mehr Power im Sport sowie bei der Hausarbeit. Gesteigertes Reaktionsvermögen, mehr Beweglichkeit und Muskelkraft. Dadurch erhältst Du ein besseres Gleichgewicht und eine bessere Körperkontrolle auf rutschigen Böden.

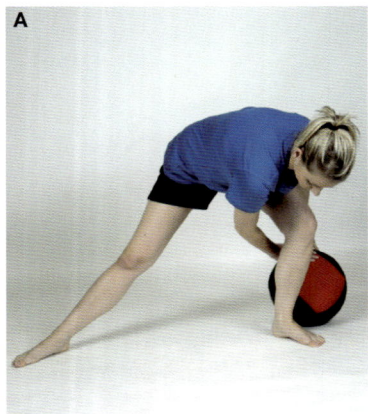
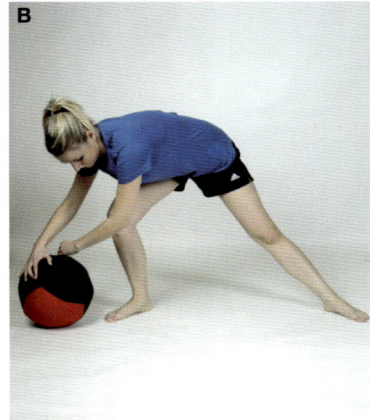
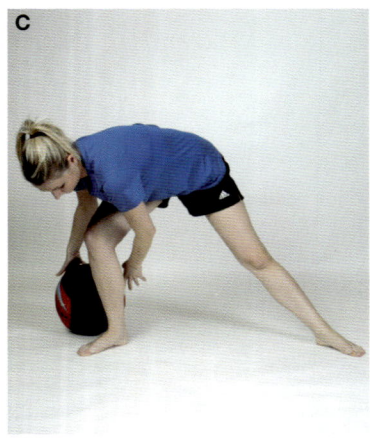
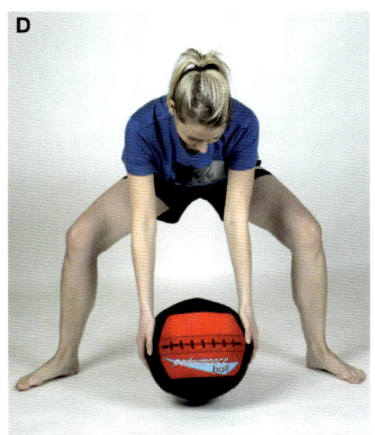

A-D: Anfängerlevel

E: Fortgeschrittenenlevel

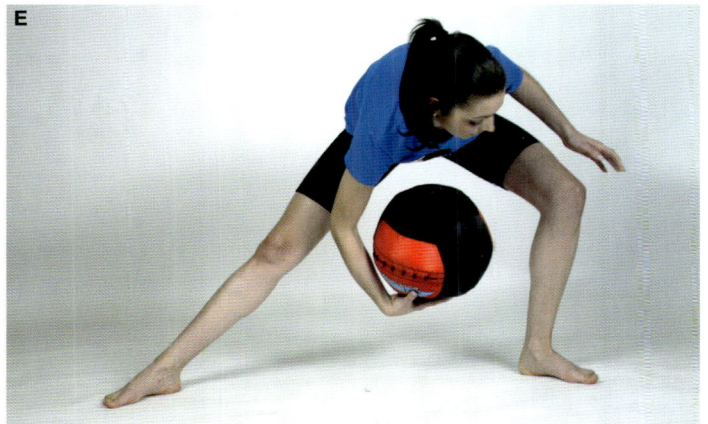

F: Profilevel

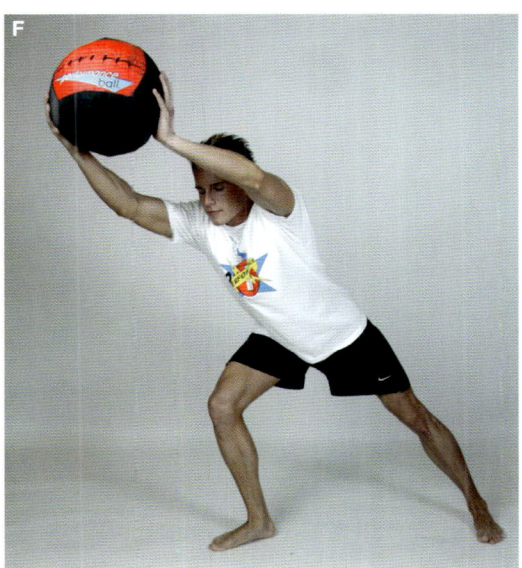

Gehe mit gespreizten Beinen in die tiefe Hocke, beuge Dich leicht nach vorne und halte den Ball mit beiden Händen, sodass er knapp über dem Boden schwebt. Lehne Dich mit dem ganzen Körper zur Seite und verlagere das Körpergewicht auf das jeweilige Bein. Nun platziere den Ball in der rechten Hand und reiche ihn durch die Beine hindurch weiter zur linken Hand, die ihn hinter Deinem Körper entgegennimmt. Führe den Ball um das Bein herum und greife wieder mit der rechten Hand zu. Verlagere das Gewicht auf die andere Seite und wiederhole die Übung von innen nach außen und wieder zurück. Achte darauf, dass beide Hände den Ball soweit wie möglich führen, sodass der ganze Oberkörper in Bewegung ist. Atme dabei jeweils wenn der Ball seitlich, vorne und hinten aus.

Richtig:

- Stabil auf beiden Beinen stehen.
- Sich weitmöglichst zur Seite dehnen und den Ball beidhändig führen.

Falsch:

- Die Beine wegrutschen lassen.
- Das Gewicht auf die Innenseite der Füße verlagern.
- Die Knie nach innen einbrechen lassen.

Einwurf

Anfänger: Folge der Anleitung.

Fortgeschrittene: Nach jeder Wiederholung auf der Fußspitze zuerst nach rechts, dann wieder zurück nach links drehen.

Profis: Wie beim Fortgeschrittenen. Nach jeder Wiederholung einen kleinen Sprung nach rechts und gleich wieder nach links (oder andersherum) machen.

Trainiert: Arme, Hände, Rücken und Beine.

Stabilisiert Muskelgruppen: in den Ellbogen, Fingern, im Schultergürtel, in der Hüfte, den Knien und Fußgelenken.

Funktionsverbesserungen: Bessere Balance und Körperhaltung. Erleichtert alle Bewegungen, die über den Kopf führen. Beugt Verletzungen in der Hüfte und am Rücken vor.

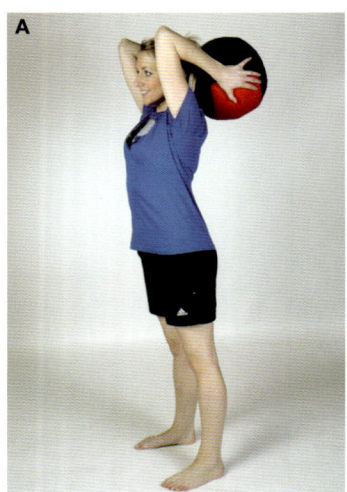
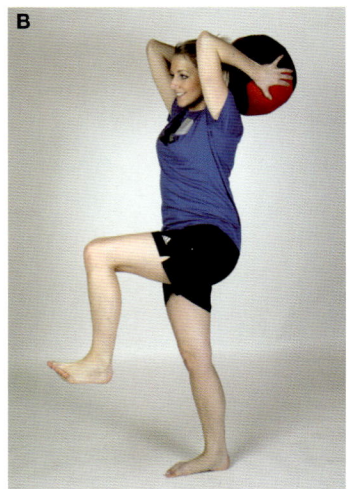

A-C: Anfängerlevel

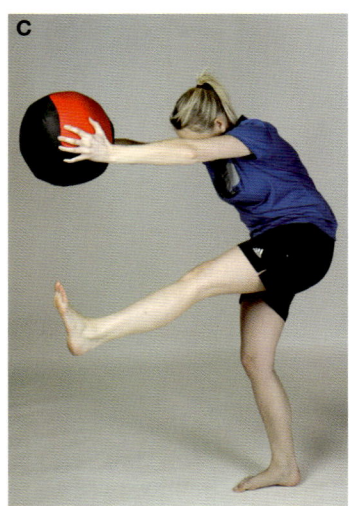

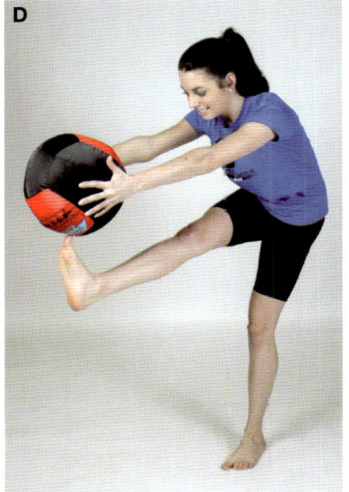 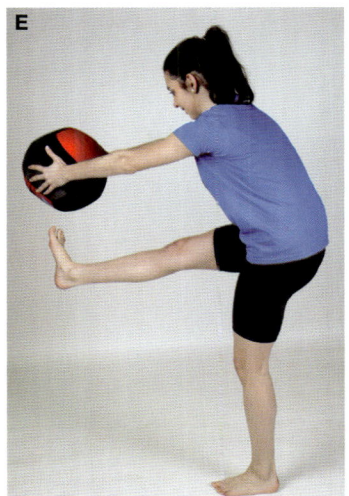

D-E: Fortgeschrittenenlevel

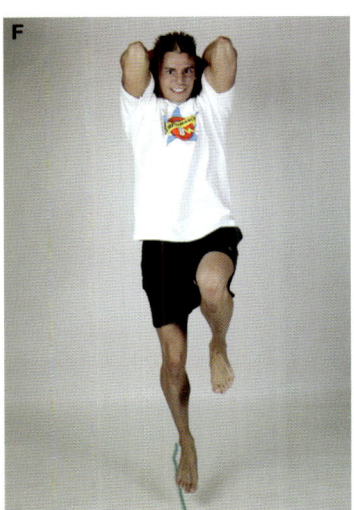

F: Profilevel

Stelle Dich gerade hin und verlagere das Körpergewicht auf das rechte Bein. Hebe den Ball hinter den Kopf. Ziehe das linke Knie heran und mach einen leichten Fußkick, sodass das linke Bein möglichst gerade ist. Halte das Bein möglichst hoch, lehne Dich nach vorn, strecke die Arme nach oben aus und presse sie seitlich an den Kopf (wie beim Kopfsprung ins Wasser). Bring den Ball in die Ausgangslage zurück, wobei er das Rückgrat berühren darf. Führe das gestreckte Bein in die angewinkelte Haltung zurück, ohne dass der Fuß dabei den Boden berührt. Wiederhole jetzt die Übung.
Atme beim Vorlehnen und Zurückziehen jeweils aus.

Richtig:	**Falsch:**
• Die Arme gegen den Kopf drücken.	• Den Kopf oder die Schultern hängen lassen.
• Beide Arme bewegen.	• Die Atmung stoppen.
• Das Standbein gerade halten.	• Nach unten schauen.
• Die Ellbogen zeigen in der Startposition nach oben.	

Halbmond

Anfänger: Folge der Anleitung.

Fortgeschrittene: Überkreuze die Beine, sodass die Füße nebeneinander stehen. Augen schließen.

Profis: Stehe nur auf einem Bein. Die Augen bleiben offen.

Trainiert: Arme, Oberkörper und Taille.

Stabilisiert Muskelgruppen: in den Ellbogen, den Schultern, dem Nacken, den Fingern sowie den Hüft-, Knie- und Fußgelenken (wirkt intensiver, wenn die Übung auf einem Bein ausgeführt wird).

Funktionsverbesserungen: Verbessert die Körperhaltung und das Gleichgewichtsgefühl. Erleichtert das Treppensteigen. Außerdem bringt diese Übung mehr Kraft und Kontrolle beim Tragen und bei Tätigkeiten, bei denen man nach oben greifen muss. Dient der Verletzungsvorbeugung in Nacken und Schulter und beseitigt Versteifungen in der Hüfte. Außerdem sind Verstauchungen in Knie- und Fußgelenken so gut wie ausgeschlossen, wenn die Übung nur auf einem Bein ausgeführt wird. Ist als Rehabilitationsübung geeignet.

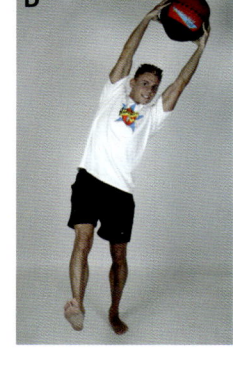

D: Profilevel

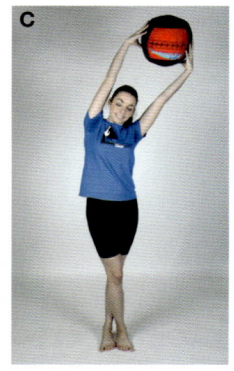

C: Fortgeschrittenenlevel

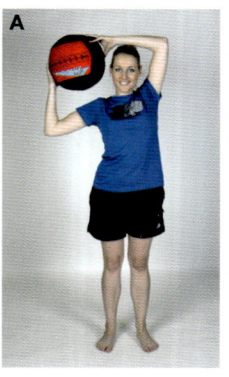

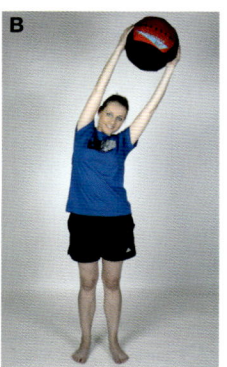

A-B: Anfängerlevel

Stehe aufrecht im Parallelstand und halte den Ball über der rechten Schulter, sodass die Ellbogen der angewinkelten Arme nach außen zeigen. Lehne den Oberkörper so weit es geht nach links und strecke dabei die Arme aus, sodass sich ein Halbkreis bildet. Spanne den Bauch dabei an. Gehe zurück in die Ausgangslage und wiederhole die Übung.
Atme beim Hinauslehnen und Zurückziehen jeweils aus.

Richtig:

- Den Kopf genau zwischen den Armen halten.
- Einen gleichmäßigen festen Griff halten.
- Stabil mit beiden Füßen gerade stehen und das Körpergewicht auf die Fußballen verlagern.
- Bauch und Po anspannen.
- Die Arme synchron ausstrecken.

Falsch:

- Den Kopf oder die Arme unkontrolliert bewegen.
- Sich vor- oder zurücklehnen.

Das Aufbauprogramm zum Erfolg

Pullover

Anfänger: Folge der Anleitung und stelle den Fuß vor der Wiederholung am Boden ab.

Fortgeschrittene: Hüpfe nach jeder Wiederholung auf einem Bein in einer Linie nach rechts oder links.

Profis: Hüpfe nach jeder Wiederholung auf einem Bein im Kreis nach rechts oder links bis zur Ausgangsposition. Beim Seitenwechsel die Hüpfrichtung ändern.

Trainiert: Schultern, Rücken, Po und Beine.

Stabilisiert Muskelgruppen: im Ellbogen, in den Handgelenken, im Schultergürtel, sowie in den Hüft-, Knie- und Fußgelenken.

Funktionsverbesserungen: Verbessert das Gleichgewichtsgefühl und die Körperkoordination. Kräftigung des hinteren Schultergürtels für eine bessere Haltung und zum Ausgleich bei sitzenden Tätigkeiten. Kräftigt den Rücken beim Gehen und in gestreckter Bewegung. Stärkt die Dehnungsfähigkeit beim Heben und Tragen. Erleichtert das Treppensteigen, hilft bei Schmerzen in der Hüfte (durch langes Sitzen im Auto, Zug oder Flugzeug). Stärkt die Kraft im Fuß für alle Geh- und Laufaktivitäten und beugt so auch einer Verletzung der Fußgelenke vor.

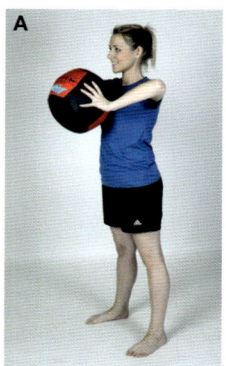 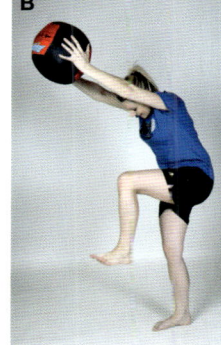 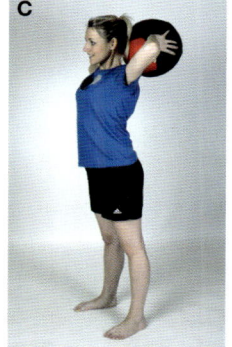 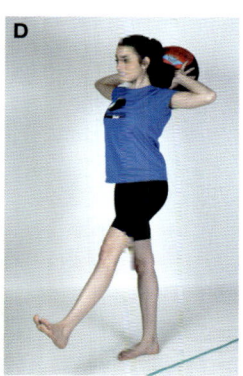

A-C: Anfängerlevel

D: Fortgeschrittenerlevel

Stehe aufrecht im Parallelstand und halte den Ball vor der Brust in Schulterhöhe. Die Ellbogen zeigen seitwärts. Ziehe das linke Knie an, beuge Dich mit dem Oberkörper nach vorn und strecke der Ball gerade von Dir weg. Der Kopf liegt zwischen den Armen. Ziehe den Ball wieder in einem Zug zurück und stelle Dich wieder aufrecht hin. Platziere dabei den Ball hinter Kopf und Nacken, als würdest Du einen Pullover ausziehen. Strecke gleichzeitig das Bein wieder leicht nach vorne aus, stelle dabei aber nicht den Fuß auf (was nur Anfänger dürfen). Nun drücke den Ball gegen den Kopf, ohne diesen zu bewegen. Wiederhole die Übung aus dieser Position heraus.
Atme jeweils beim Strecken und Zurückziehen des Balls aus.

Richtig:

- Das Bein so hoch wie möglich anheben.
- Die Arme vollständig ausstrecken.
- Den Bauch beim Vorbeugen anspannen.
- Die Arme beim Vorlehnen seitlich an den Kopf pressen.
- Das Körpergewicht auf die Fußballen verlagern.

Falsch:

- Den Kopf hängen lassen.
- Sich nach unten beugen.
- Den Atem anhalten.

Ausfallschritt mit Drehung und Kick

Anfänger: Folge der Anleitung. Mache aber einen kleineren Schritt nach vorn und gehe nicht so tief in die Hocke.

Fortgeschrittene: Folge der Anleitung. Mache einen langen Schritt und gehe tief in die Hocke. Bei der Drehung des Oberkörpers in Ballrichtung schauen.

Profis: Versuche die Übung mit geschlossenen Augen zu machen. Beim Aufstehen die Augen auf den Ball richten.

Trainiert: Oberkörper, Brust, Rücken und Beine.

Stabilisiert Muskelgruppen: im Schultergürtel, im Brustkörper, in den Handgelenken, Fingern, Hüften, Knien und Füßen.

Funktionsverbesserungen: Bessere Körperkoordination durch ein besseres und dynamischeres Gleichgewichtsgefühl. Die Übung ist für alle Bewegungen hilfreich. Stärkt das Körpergefühl und die Selbstkontrolle. Verbesserte räumliche Wahrnehmung optischer und akustischer Signale. Stärkt die Gelenkstabilität. Mindert das Fallrisiko beim Tragen schwerer Gegenstände. Insgesamt mehr Mobilität in Rücken und Oberkörper. Verbessert den Blutdruck und stärkt das Herz-Kreißlaufsystem.

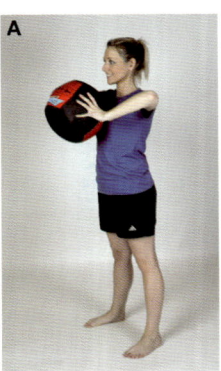 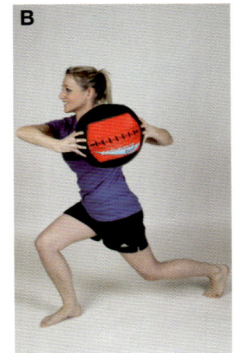 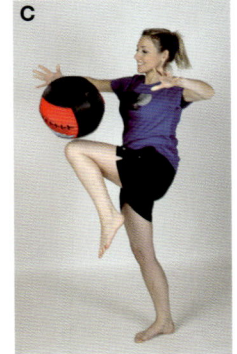 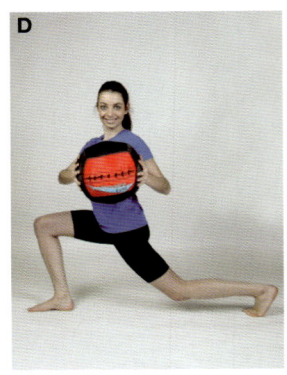

A-C: Anfängerlevel

D: Fortgeschrittenenlevel

Stehe aufrecht und halte den Ball vor die Brust. Die Arme zeigen auf Schulterhöhe seitwärts. Mache mit dem linken Bein einen Ausfallschritt nach hinten. Drehe den Oberkörper mit dem Ball zuerst nach rechts und dann nach links und blicke dabei nach vorn. Stelle Dich wieder auf das rechte Bein, lass das linke angewinkelt hängen (dabei nicht den Boden berühren) und kicke den Ball mit dem linken Oberschenkel zurück in die Hände. Bleib für einen Moment so stehen. Führe erst alle Wiederholungen aus und wechsle dann erst die Seite.
Atme jeweils beim In-die-Hocke-Gehen, beim Drehen und beim Ball-Kick aus.

Richtig:

- Das vordere Knie ist über dem Fuß.
- Das hintere Knie schwebt in der Luft.
- Nur den Oberkörper, die Arme und den Ball drehen.
- Nur mit den Fußballen des hinteren Beins stabil stehen.

Falsch:

- Sich nach vorne oder zurücklehnen.
- Die Hüfte, Knie oder Füße drehen.
- Den Ball mit dem Knie kicken.

Schiffschaukel

Anfänger: Berühre mit der Ferse kurz den Boden, bevor Du das Schwungbein anhebst.

Fortgeschrittene: Der Boden darf mit dem Schwungbein nicht berührt werden. Dafür dieses mit dem Standbein überkreuzen. Den Ball gerade mit den ausgestreckten Armen über den Kopf halten.

Profis: Wie bei den Fortgeschrittenen, nur dabei den Ball gerade mit den ausgestreckten Armen nach oben werfen und so wieder fangen.

Trainiert: Brust, Arme, Oberkörper, Taille, Beine und Füße.

Stabilisiert Muskelgruppen: in den Armen, Handgelenken, in der Brust, der Hüfte, den Knien und Fußgelenken.

Funktionsverbesserungen: Fördert das Gleichgewichtsgefühl und die Körperkoordination zum leichteren Tragen von Gegenständen. Verbesserte Körperhaltung und dadurch geringeres Fallrisiko beim Gehen, Laufen und Rennen. Mehr Stabilität in den Hüften, Knien und Fußgelenken. Mehr seitlichen Bewegungsspielraum (z.B. beim Öffnen von Türen mit vollen Händen). Kräftigt Bauch und Rücken und unterstützt die Wirbelsäule. Ermöglicht bessere Kraftübertragung der Körperteile, was jeder Bewegung zu Gute kommt.

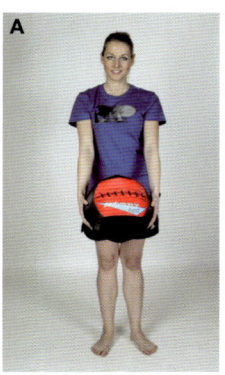
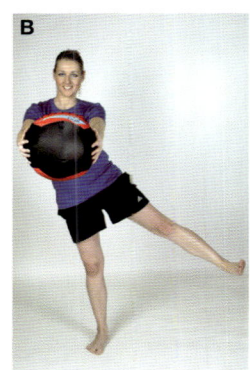
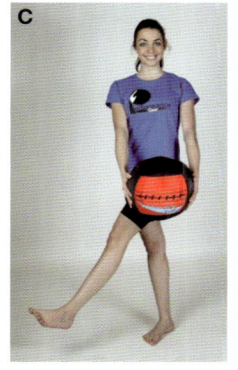
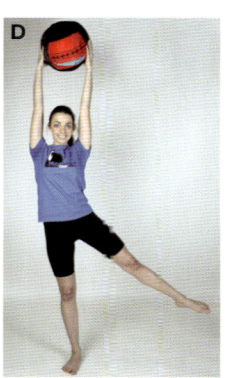

C-D: Fortgeschrittenenlevel

A-B: Anfängerlevel

Stehe aufrecht, halte den Ball mit ausgestreckten Armen ca. fünf Zentimeter vor Dein Becken. Verlagere das Körpergewicht auf das rechte Bein und hebe den linken Fuß etwas über den Boden. Während der Übung den Bauch anspannen. Nun das linke Bein seitwärts anheben und gleichzeitig den Ball mit gestreckten Armen nach oben in Schulterhöhe bringen. Für drei Sekunden ausharren und langsam die Arme und das Bein wieder senken. Erst folgen alle Wiederholungen, dann der Seitenwechsel. Atme jeweils beim Hochheben, in der Ruheposition und beim Absenken aus.

Richtig:

- Beide Beine ausgestreckt lassen.
- Die Oberschenkel und Knie zeigen korstart nach vorne.
- Die Hüfte bleibt stabil und ruhig.
- Die Bauchmuskulatur fest anspannen.
- Stabil stehen, Schultern gerade.
- Den Ball fest greifen.

Falsch:

- Die Beine einknicken lassen oder drehen.
- Die Hüfte drehen.

Ab und auf

Anfänger: Folge der Anleitung. Sollte es zu schwer sein, dann den Arm zu Hilfe nehmen. Gewöhne Dir das aber mit der Zeit wieder ab.

Fortgeschrittene: Beim Aufstehen das Gewicht auf ein Bein verlagern und die Ferse des anderen Fußes mit der freien Hand an den Po heranziehen.

Profis: Wie bei den Anfängern, aber mit geschlossenen Augen. Nur Mut!

Trainiert: Arme, Nacken, Bauchmuskeln und Beine.

Stabilisiert Muskelgruppen: in den Handgelenken, Ellbogen, Schultern, Hüfte, Knien und Füßen.

Funktionsverbesserungen: Bei Körperhaltung und Gleichgewicht. Verletzungsvorbeugung in Hüfte und Knie. Bringt größere Schrittweite und mehr Kraft für ein energisches Gehen. Stärkt die Selbstkontrolle und gibt Vertrauen beim Hinlegen und Aufstehen. Kräftigt den Blutdruck und das Herzkreislaufsystem und senkt so das Schwindelrisiko. Stärkt Geist und Körper. Ausgeglichenes Krafttraining für die obere- und untere Körperhälfte. Verbessert die optische- und akustische Wahrnehmung.

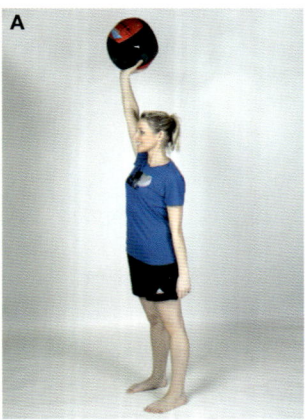

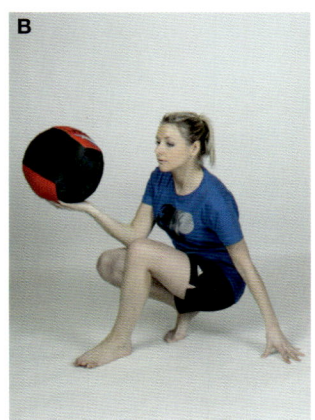

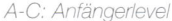

A-C: Anfängerlevel

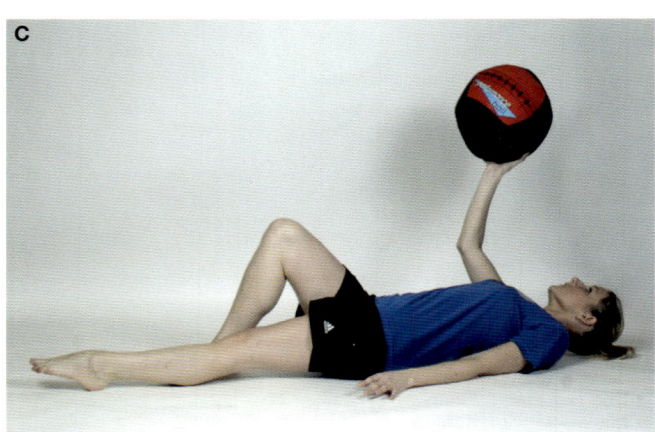

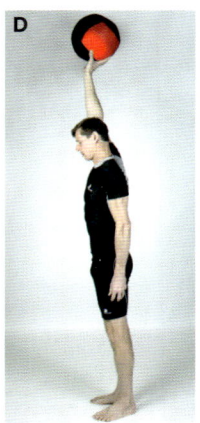
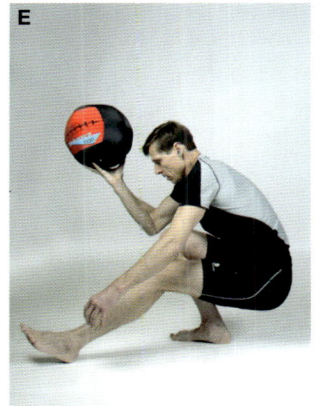
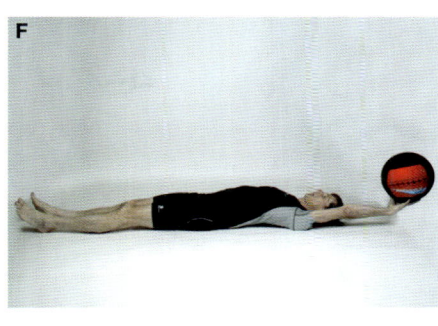

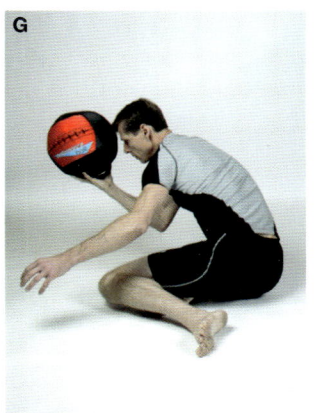
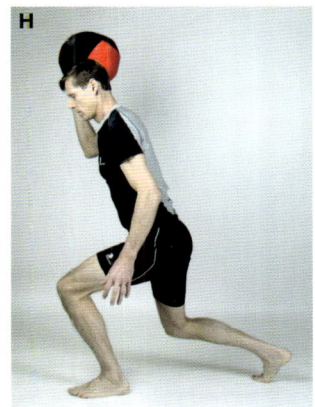
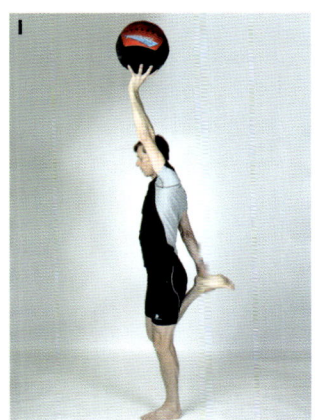

D-I: Fortgeschrittenenlevel

Stelle Dich aufrecht hin und halte den Ball mit dem rechten Arm hoch. Gehe langsam in die Hocke und lege Dich, wenn möglich ohne Zuhilfenahme der Hände, auf den Boden, halte den Ball mit ausgestrecktem Arm hinter dem Kopf und knapp über dem Boden. Stehe nun ohne die Hilfe der Hände wieder auf, absolviere alle Wiederholungen und wechsle erst danach die Seite.
Atme viermal beim Hinlegen und viermal beim Aufstehen aus.

Wichtig: Jeder hat seine eigene Art und Weise sich hinzulegen – das ist in Ordnung.

Richtig:

- Den Ball fest in der Hand halten.
- Mit beiden Körperseiten gleichzeitig und dem Ball in beiden Armen jeweils hinlegen und aufstehen.
- Finde Deinen eigenen Rhythmus.

Falsch:

- Den Atem anhalten.
- Zu schnell runter gehen.
- Dich oder den Ball fallen lassen.

Trainingsplan für die vierte Runde

Auch dieses Trainingsprogramm ist auf vier Wochen ausgelegt und hat Steigerungspotential. Es empfiehlt sich, drei Mal pro Woche zu trainieren (zum Beispiel montags, mittwochs und freitags).

	Wiederholungen in Woche 1 (ca. 30 Min)	Wiederholungen in Woche 2 (ca. 35 Min)	Wiederholungen in Woche 3 (ca. 40 Min)	Wiederholungen in Woche 4 (ca. 45 Min)
Guten Morgen mit Side Twist (je Seite)	**6** (1. Tag) **6** (2. Tag) **8** (3. Tag)	**8** (1. Tag) **10** (2. Tag) **10** (3. Tag)	**10** (1. Tag) **12** (2. Tag) **12** (3. Tag)	**12** (1. Tag) **14** (2. Tag) **14** (3. Tag)
Rennfahrer	5 5 6	6 7 8	8 9 10	10 11 14
Huhn (je Seite)	3 3 4	5 5 6	6 7 8	8 9 10

Wiederhole nun erst diese drei Techniken ein **zweites Mal** und beginne erst dann mit den nachfolgenden vier Übungen.

Achterbahn (je Richtung)	3 3 4	5 5 6	7 7 8	8 9 10
Einwurf (je Seite)	4 4 5	5 6 6	7 8 8	9 10 12
Halbmond (je Seite)	5 6 6	7 8 8	9 9 10	11 12 12
Pullover (je Seite)	4 4 5	5 6 6	7 8 9	9 10 12

Wiederhole nun erst die vier Techniken ein **zweites Mal** und beginne erst dann mit den nachfolgenden drei Übungen.

Ausfallschritt mit Drehung & Kick (je Seite)	4 4 5	5 7 7	8 8 9	9 10 10
Schiffschaukel (je Seite)	5 6 6	7 8 8	9 9 10	10 11 12
Ab und auf (je Seite)	3 3 4	4 5 5	6 7 7	8 9 10

Wiederhole nun erst diese drei Techniken ein **zweites Mal** und schließe dann die schon bekannten Entspannungsübungen „Sandwich", „Seitenlage" und „Adler" an (siehe Seiten 46 ff.).

Das Aufbauprogramm zum Erfolg

Und so geht es weiter

Jetzt liegt die vierte Runde hinter Dir. Bravo! Und herzlichen Glückwunsch zu Deinem neuen Lebensgefühl. Nun darfst Du Dein Training aber nicht einstellen. Tägliche Bewegung ist Voraussetzung für ein gesundes und aktives Leben. Die vier Monate, die jetzt hinter Dir liegen, schufen lediglich die Grundlage für all das, was Du Dir jetzt vornimmst.

Damit Du all diese neuen Fähigkeiten weiterhin aufrecht halten kannst, bieten sich nun zwei Möglichkeiten an:

• Eine etwas reduzierte Form des Programms.
• Zurück zur Runde eins, aber diesma auf einem höheren Schwierigkeitslevel.

Wie behältst Du Deine Form?

Jetzt liegt es an Dir, Dich auf die neu erlernten Techniken zu verlassen. Dabei musst Du jetzt jedoch nicht mehr das gesamte Programm angehen. Es genügt, wenn Du Dich auf fünf Übungen konzentrierst und diese drei Mal in der Woche trainierst.

Du kannst Dir aber durchaus selbst mehrere unterschiedliche Programme zusammenstellen, die Du stattdessen während der Woche bewältigst. Die Entscheidung liegt bei Dir, ich habe als einfachere Variante ein Übungspaket geschnürt, das Du problemlos trainieren kannst. Darin sind folgende Bewegungen enthalten:

1. Auf einem Bein stehen.
2. Kopfüber nach vorne beugen.
3. In die Hocke gehen.
4. Drücken.
5. Ziehen.
6. Den Oberkörper drehen.
7. Den ganzen Körper bewegen.

Suche Dir für jede Trainingswoche fünf Übungen heraus und wiederhole sie jeweils 15 Mal. Anschließend wiederhole den gesamten Durchgang ein zweites Mal. Zum Beispiel:

Erste Woche: 5 Übungen auswählen, 15 Mal wiederholen. Den Durchgang ein zweites Mal wiederholen.

• Side-Twist (siehe Seite 35)
• Guten Morgen (siehe Seite 43)
• Hocken und Drücken (siehe Seite 37)
• Paradeschritt (siehe Seite 42)
• Saturn (siehe Seite 34)

Zweite Woche: 5 Übungen auswählen, 15 Mal wiederholen. Den Durchgang ein zweites Mal wiederholen.

• Hoch das Knie (siehe Seite 63)
• Torero (siehe Seite 72–73)
• Achterbahn (siehe Seite 80–81)
• Spirale (siehe Seite 50–51)
• Beinkehren (siehe Seite 60)

Dritte Woche: 5 Übungen auswählen, 15 Mal wiederholen. Den Durchgang ein zweites Mal wiederholen.

• Schaukelstuhl (siehe Seite 36)
• Atlas (siehe Seite 67)
• Huhn (siehe Seite 79)
• Rennfahrer (siehe Seite 78)
• Ab und auf (siehe Seite 88–89)

Stelle Dir nun für die vierte Woche Dein eigenes Trainingsprogramm zusammen.

Vierte Woche: 5 Übungen auswählen, 15 Mal wiederholen. Den Durchgang ein zweites Mal wiederholen.

1._____
2._____
3._____
4._____
5._____

Um dem Körper noch mehr Leistung abzuverlangen, kann man die Leistungsschraube noch etwas nach oben drehen. Du kannst vom Anfängerlevel auf den Fortgeschrittenen- oder Profilevel wechseln. Wenn Du als Anfänger begonnen hast, benötigst Du etwa ein Jahr, bis Du auch den Profilevel absolviert hast. Dann, am Ende des Jahres angekommen, kannst Du mit folgenden Tricks noch mehr Power aus dem Körper ziehen.

1. In die andere Richtung blicken.
2. Den Trainingsplatz wechseln.
3. Versuche die Augen zu schließen.
4. Gehe nach draußen und stelle Dich auf einen anderen Boden wie Gras, Sand, Holz o.ä.
5. Benutze einen schwereren Ball.
6. Kürze oder streiche die Pausen.
7. Benutze ein Metronom für die Taktgeschwindigkeit.
8. Lasse Arme und Bein nicht mehr so eng stehen bzw. anliegen.
9. Bewege den Ball schneller bzw. langsamer.
10. Greife den Ball härter.

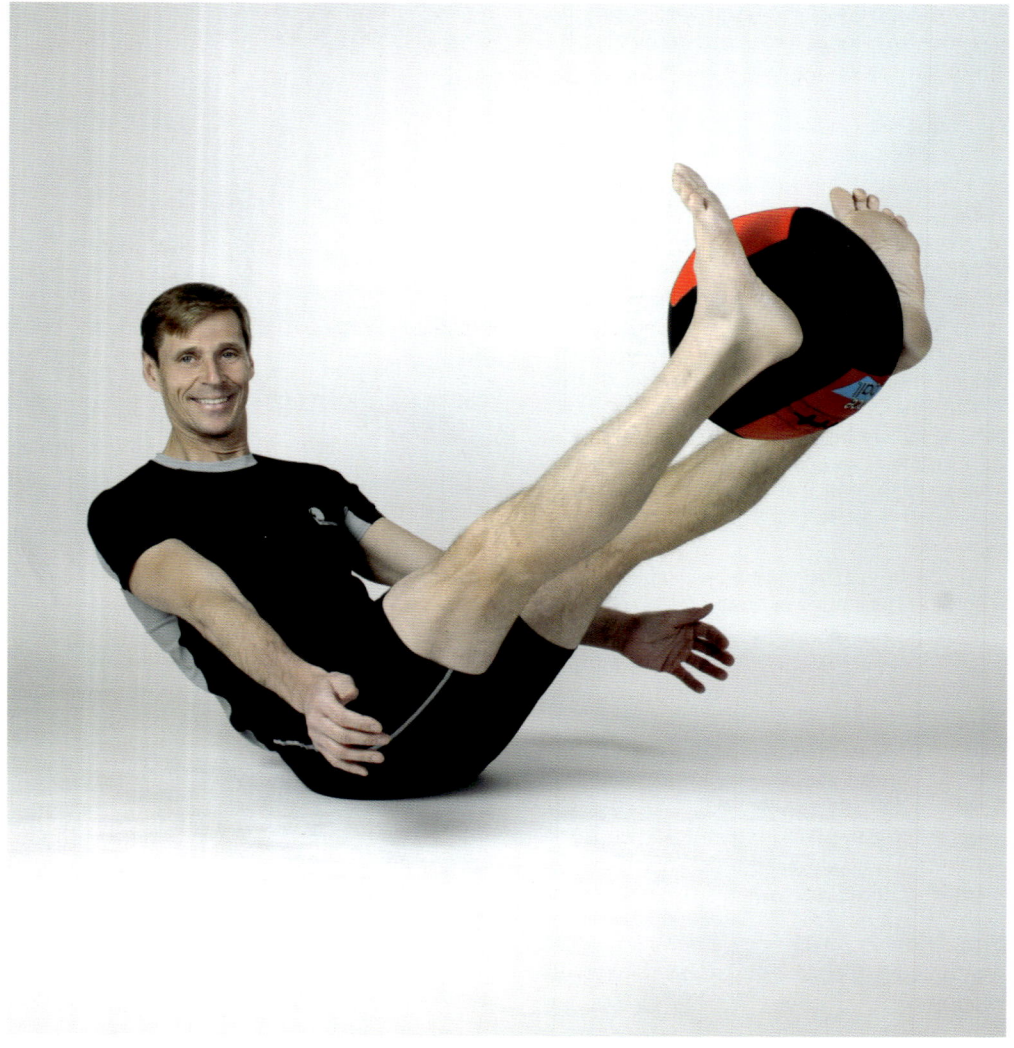

Teil 3: Nun gibst Du den Ton an

Unterwegs in Form bleiben

Im Laufe der Jahre haben mich viele Kunden gebeten, ein persönliches Programm für sie zusammenzustellen, damit sie auch im Urlaub oder auf einer Dienstreise etwas für Ihre Fitness tun können. So habe ich inzwischen Hunderte „Reiseprogramme" entworfen, allesamt abgestimmt auf die individuellen Interessen und Bedürfnisse der Kunden.

Es ist sinnvoll, wenn man seine Trainingsgewohnheiten auch auf einer Reise beibehält. Diese gesunde Grundeinstellung hält das Fitnessniveau auch unterwegs auf Trab. Voraussetzung dafür ist die Motivation, damit das Training auch mit der gleichen Energie wie zu Hause absolviert wird. Jedes Reiseprogramm muss daher gleich mehrere Herausforderungen erfüllen:

1. Da das eigentliche Reisen bereits viel Zeit und Energie verschlingt, muss das Trainingsprogramm sich diesem Aufwand an Zeit und Antrieb anpassen.
2. Unterwegs ist die innere Anspannung generell hoch, selbst wenn man sich auf einer angenehmen Urlaubsreise befindet. Die Vorbereitungen stecken einem noch in den Knochen und die fremde Umgebung erfordert eine erhöhte Aufmerksamkeit. Auf einer Geschäftsreise verbringt man viel Zeit in anstrengenden Sitzungen. Ein straffer Zeitplan lässt nicht viel Zeit für eine Trainingseinheit übrig.
3. Wenn man mit Kindern im Flugzeug oder lange im Auto unterwegs ist, dann verstärken sich all diese negativen Einflüsse um ein Vielfaches.

So bleibt es also meist nur Alleinreisenden oder Sportenthusiasten vergönnt, sich auch unterwegs sportlich zu zeigen. Oder aber man steht schon sehr früh morgens auf und treibt den Körper bereits dann zu Höchstleistungen.

Infolgedessen halte ich es für falsch, dass man auf Reisen irgendwelche neuen Sportarten ausprobiert. Am besten sucht man gar nicht erst den hoteleigenen Fitnessraum auf, um Gewichte zu stemmen oder die dortigen Fitnessmaschinen auszuprobieren. Man braucht viele Monate, um mit Fleiß und Ausdauer irgendwelchen Profit aus neuen Trainingsmethoden zu ziehen. So einfach erzielt man unterwegs keine neuen Trainingserfolge. Weitere Probleme sind:

- Bei neuen Übungen oder ungewohnten Sportarten kann man sich leichter verletzen – das nimmt den Spaß an der Reise.
- Man kennt den Zustand fremder Geräte nicht. In Hotels sind diese nicht immer gut gewartet.
- In der Regel gibt es in Hotels kein Personal, das einen unterrichtet, wie man die neuen Geräte genau anwendet.

Wenn es darum geht, seine Fitness auch unterwegs in Form zu halten, sollte man nicht einfach mit dem Training aufhören. Schon binnen 24 Stunden bildet sich die Muskelstruktur des Körpers zurück. So habe ich für unterwegs ein einfaches Programm kreiert, das die zu Hause erreichten Fortschritte auch unterwegs sicherstellt. Es besteht aus einem Stretching-Teil und einer Auswahl der 40 Techniken, die Du bereits kennst. Diese Übungen kosten Dich nur ein paar Minuten pro Tag und lassen sich bequem im Hotelzimmer absolvieren. Außer einem kleinen leeren

Koffer oder einem Kissen anstatt beispielsweise des gewohnten *Performance-Balls*, ist keine spezielle Ausrüstung nötig.

Stretching hält beweglich

Wenn man stundenlang im Auto oder Flugzeug sitzt, dann werden die Muskeln steif und müde. Kein guter Start in einen entspannten Urlaub oder für eine erfolgreiche Dienstreise. Du wirst Dich viel besser fühlen und mehr Energie haben, wenn Du Dich nur zehn Minuten täglich mit dem folgenden Stretching-Programm beschäftigst. Man könnte es auch „Body-Stretching im Sitzen ganz ohne Schweiß" nennen.

Der verstärkte Fluss von sauerstoffreichem Blut im Körper vertreibt die Steifheit und Anspannung des Reisens und sorgt für Entspannung und Wohlbefinden. Sobald man also das Reiseziel erreicht hat, sollte man eine kleine Stretching-Pause einlegen. Zieh Dich dazu nicht erst lange um, wodurch Du nur Zeit verlierst, sondern lege sofort los. Setze Dich im Hotelzimmer auf einen Stuhl mit einer geraden Rückenlehne. Schaue nach vorne, ohne dabei den Kopf zu kippen. Ziehe die Schultern zurück. Lass die Arme gerade nach unten hängen und atme gleichmäßig und tief.

Nun widmest Du Dich den folgenden Schritten, um Nacken, Schultern und Becken zu entspannen:

Hals, Schultern, Oberkörper

1. Atmen
Atme tief durch die Nase ein und fühle, wie sich der Brustkorb dehnt. Atme über den Mund aus und ziehe dabei den Bauch ein. Übung dreimal wiederholen.

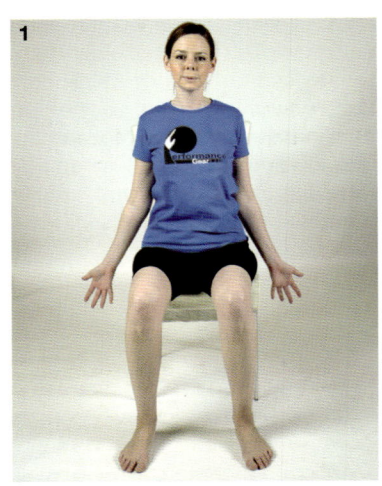

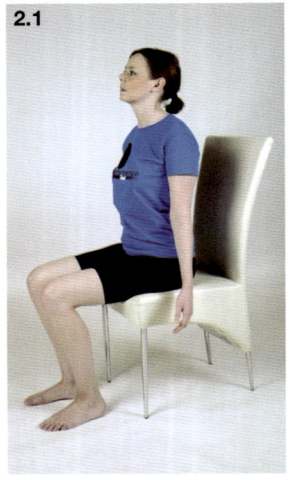
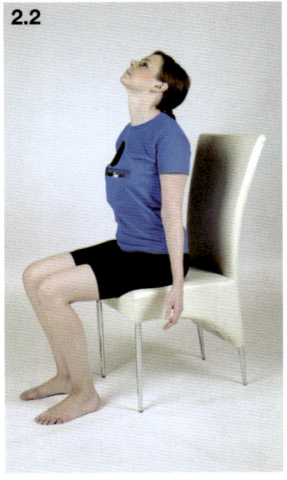

2. Kopf nach vorne und zurück
Schaue geradeaus und kippe den Kopf nach hinten. Atme dabei aus und kippe den Kopf beim Einatmen wieder nach vorne. Halte den Blick stets nach vorne gerichtet und bewege den Körper nicht. Übung dreimal wiederholen.

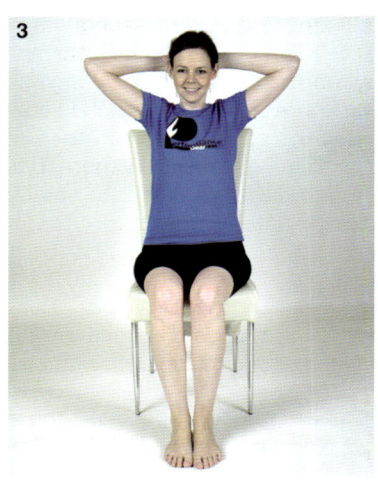

3. Kräftiger Schultergürtel

Verschränke Deine Finger hinter dem Kopf, lasse ihn leicht nach hinten kippen und drehe ihn dabei abwechselnd leicht zur Seite. Das stärkt die Halsmuskeln und verbessert die Haltung. Atme dabei aus und kippe den Kopf beim Einatmen wieder nach vorne. Übung dreimal wiederholen.

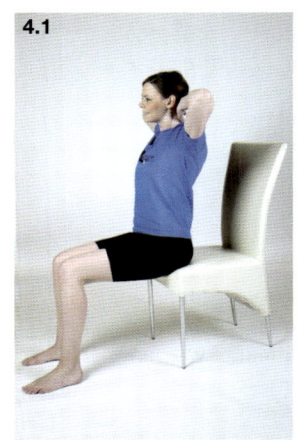

4. Sidetwist

Drehe den Kopf – nicht den ganzen Körper – hin und her, sodass Du über beide Schultern blicken kannst. Atme wechselseitig ein und aus. Übung dreimal wiederholen.

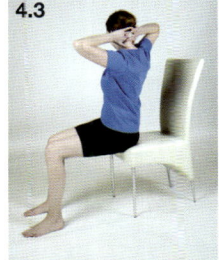

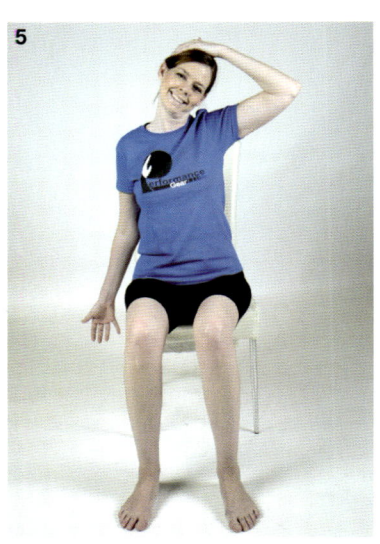

5. Kopf seitwärts drehen

Drücke den Kopf gegen den Widerstand der Halsmuskeln seitwärts zu den Schultern. Lege dazu die Hand auf die Schläfe. Atme dabei tief ein, während Du den Kopf gegen die Handfläche drückst. Übung beidseitig dreimal wiederholen.

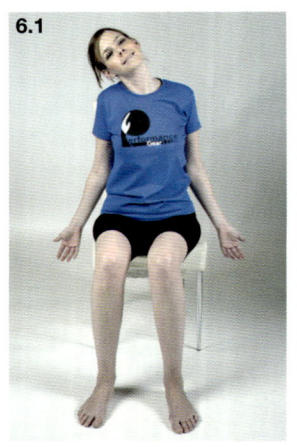

6.1

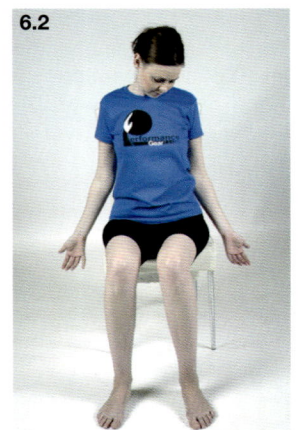

6.2

6. Halbkreis

Drehe den Kopf – nicht den ganzen Körper – in einem Halbkreis von Seite zu Seite und blicke dabei nach vorne. Versuche mit dem Ohr die Schultern zu berühren. Atme wechselseitig ein und aus. Übung dreimal wiederholen.

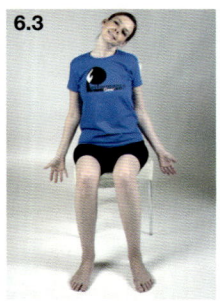

6.3

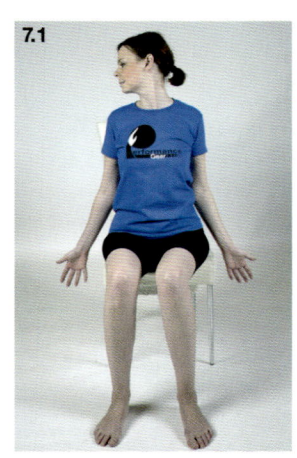

7.1

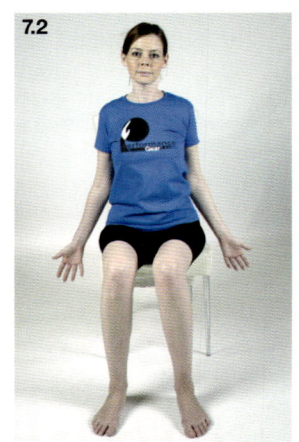

7.2

7. Über die Schulter blicken

Drehe den Kopf – nicht den Oberkörper. Lass die Arme entspannt, mit den Handflächen nach vorne, herabhängen. Atme wechselseitig ein und aus. Übung dreimal wiederholen.

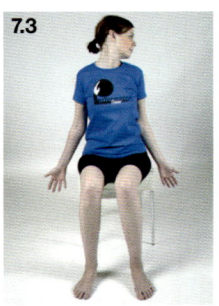

7.3

8. Nach vorn strecken

Greife mit den Händen hinter Dich an die Stuhllehne und beuge Dich nach vorn. Lass dabei die Füße fest auf dem Boden und ziehe die Schulterblätter zusammen. Du spürst das Stretching in Brust, Schultern und Armen. Atme durch den Mund ein und durch die Nase wieder aus. Übung dreimal wiederholen.

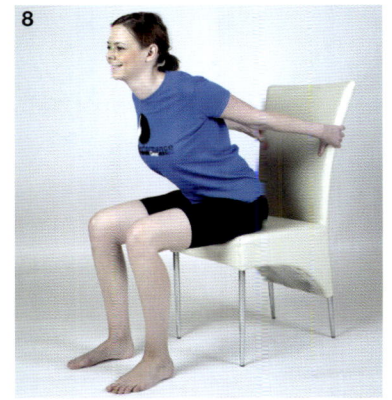

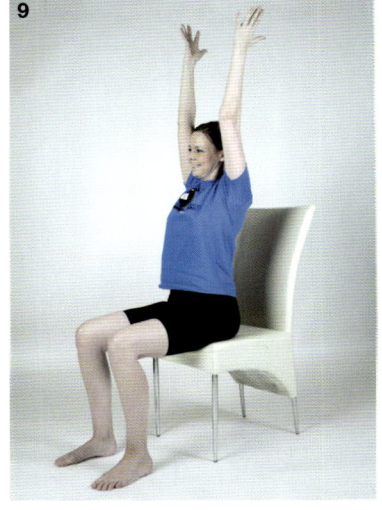

9. Hände nach oben strecken

Setze Dich aufrecht hin, blicke nach vorne und strecke beide Arme nach oben aus, wobei die Handinnenflächen zueinander zeigen. Atme aus, während Du die Arme noch weiter nach oben streckst, als würde jemand „Hände hoch!" sagen. Übung dreimal wiederholen.

10. Schulterzucken

Lasse die Arme mit den Handflächen nach innen hängen und rolle mit den Schultern dabei rhythmisch rückwärts. Atme beim Anheben der Schultern ein und beim Absenken aus.

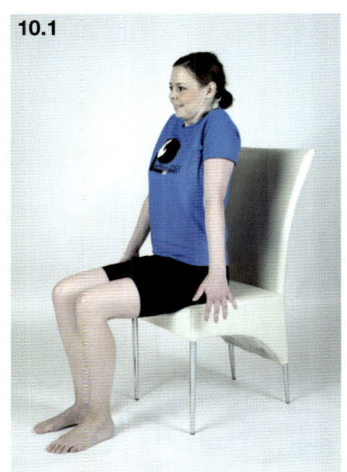

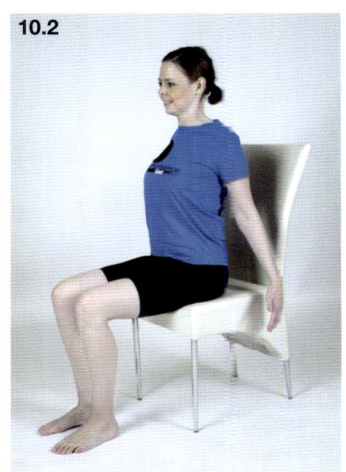

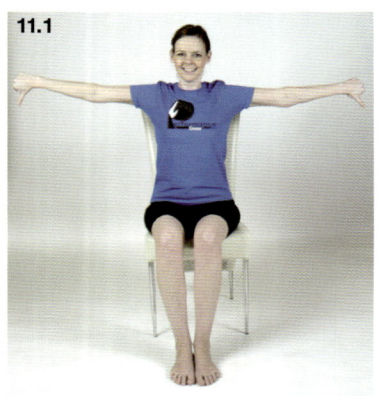

11.1

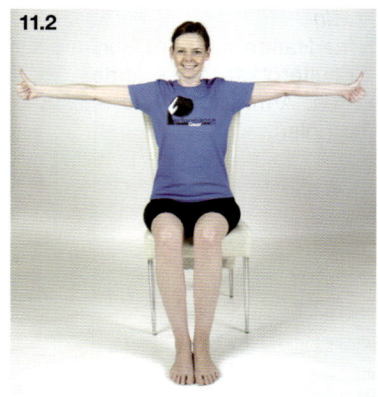

11.2

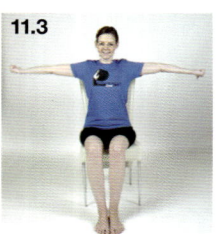

11.3

11. Anhalter
Strecke die Arme seitlich nach außen, die Hände machen eine Faust, wobei die Daumen ausgestreckt mal nach unten, mal zur Seite und dann nach oben zeigen. Übung dreimal wiederholen.

12. Rücken kratzen
Lege einen Arm über den Kopf, sodass die Finger den Halsrücken berühren und der Ellbogen nach oben zeigt. Bewege den Arm dann stückweise weiter nach unten. Drücke mit der freien Hand auf den Ellbogen. Spanne die Bauchmuskeln an und atme jedes Mal aus, wenn Du den Arm ein Stück weiter nach unten dehnen kannst. Übung dreimal mit jedem Arm wiederholen.

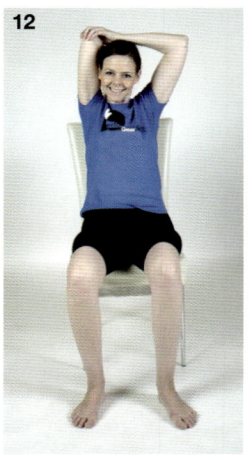

12

13. Streck Dich
Strecke beide Arme nach oben. Dort lässt Du Deine Hände einander greifen, wobei sich die Finger ineinander so verankern, dass die Handinnenflächen zur Decke gerichtet sind. Strecke die Arme so weit es geht nach oben und fühle das Stretching in den Handgelenken. Atme wechselseitig ein und aus. Übung dreimal wiederholen.

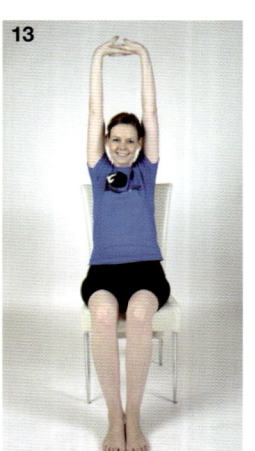

13

14. Fingerangeln

Versuche Deine Hände auf dem Rücken zu fassen. Eine Hand liegt von oben kommend zwischen den Schulterblättern, die andere Hand kommt von unten. Versuche nun die Fingerspitzen zu berühren. Atme dabei aus und lehne Dich nicht nach vorne. Übung mit jedem Arm dreimal wiederholen.

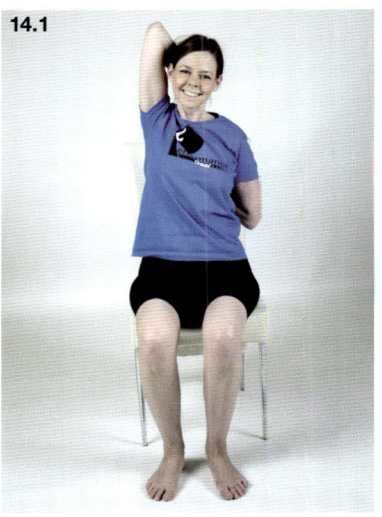
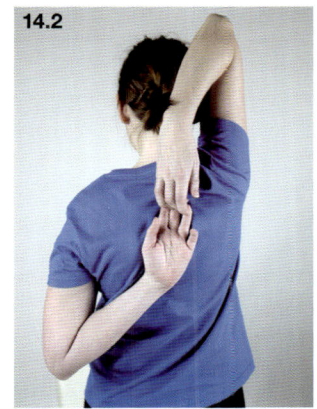

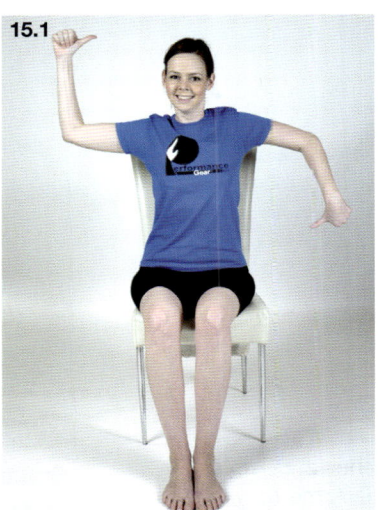
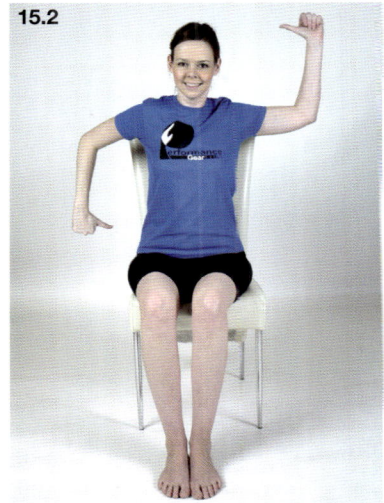

15. Pharao

Strecke beide Arme seitlich aus. Winkle nun den rechten Unterarm um 90 Grad nach oben, den linken um 90 Grad nach unten und zeige mit den Daumen jeweils nach innen. Dann beide Armrichtungen abwechseln und dabei jeweils ein- und ausatmen. Übung dreimal wiederholen.

Rücken, Hüfte, Beine

1. Sitzen und sich drehen
Drücke die Oberschenkel mit Hilfe der Arme zusammen, drehe den Oberkörper zur Seite und blicke über die Schulter. Atme dabei aus und spüre die Drehung in der Taille. Übung dreimal beidseitig wiederholen.

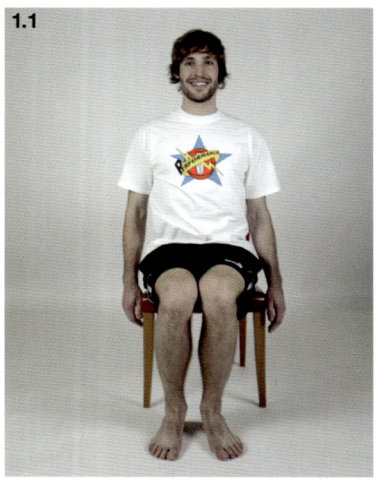
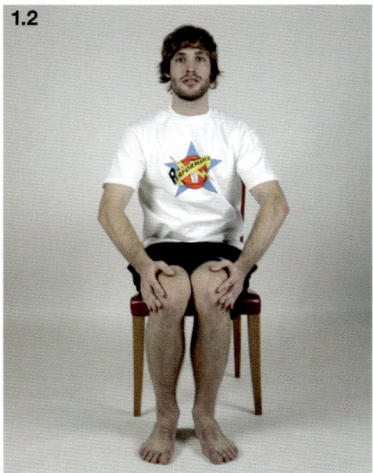
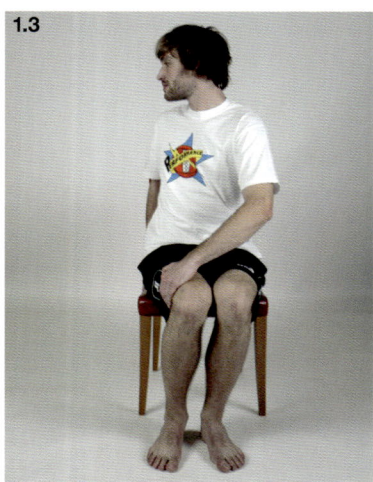
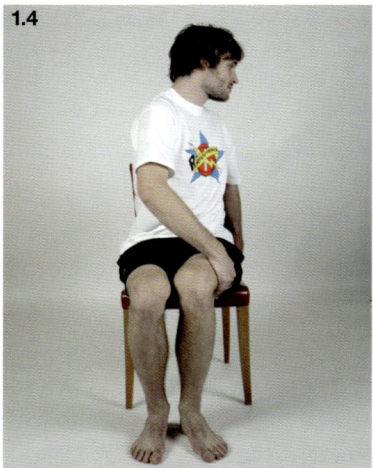

2. Halbmond

Lege einen Arm seitwärts über den Kopf und strecke die Hand soweit es geht. Halte den Kopf dabei gerade und atme jeweils beim Strecken des Arms aus. Übung dreimal wiederholen.

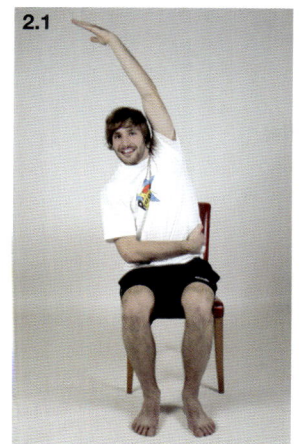
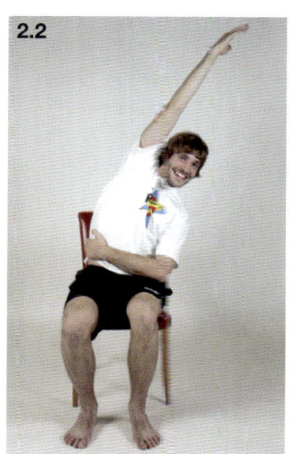

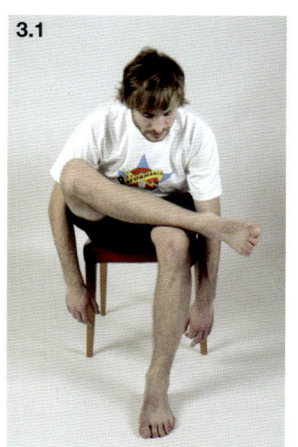
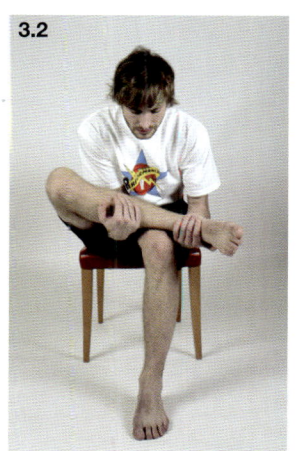

3. Hüft- und Rückendehnung

Lege einen Fuß auf den Oberschenkel des anderen Beins und lasse die Arme herunterhängen. Greife nun das Bein und drücke Dein Becken nach vorne. Du spürst das Stretching in Hüfte, Oberschenkel und Unterleib. Atme tief ein und wechsle dann die Beine. Dreimal wiederholen. Dabei aufrecht sitzen und das andere Bein während der Übung fest auf den Boden stellen.

4. Nach unten und oben

Versuche mit den Händen die Zehen zu berühren und strecke dann die Hände in die Höhe. Atme beim Beugen aus und ziehe den Bauch ein. Übung dreimal wiederholen.

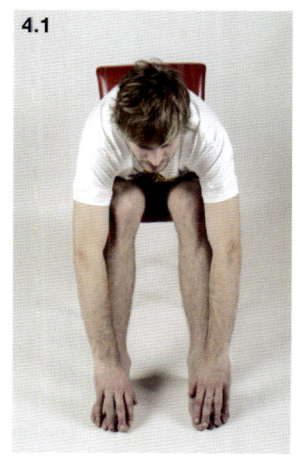
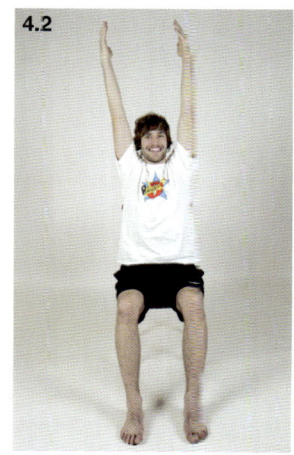

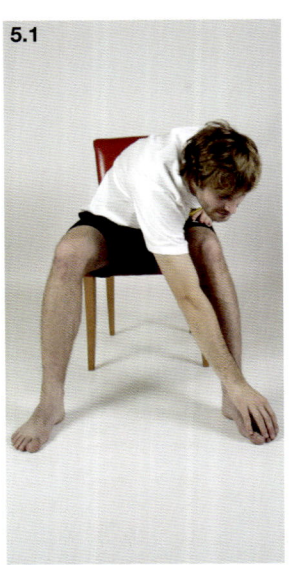

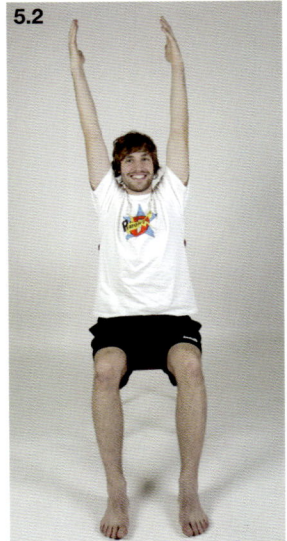

5. Diagonal nach vorn beugen
Stelle die Füße mit den Zehen nach außen auf den Boden. Beuge Dich nach vorn und fasse mit der rechten Hand diagonal zum linken Fuß und versuche ihn zu fassen. Der Po bleibt fest auf dem Stuhl. Übung beidseitig dreimal wiederholen.

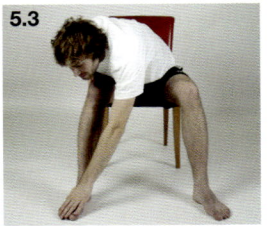

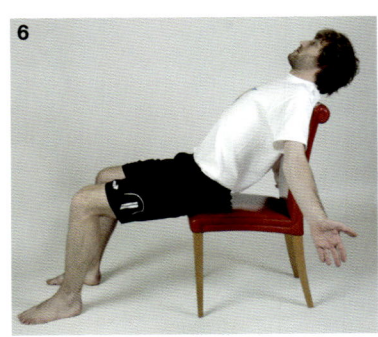

6. Hängen lassen
Lehne Dich zurück ins Hohlkreuz. Die Arme hängen entspannt herunter, die Handinnenflächen zeigen nach vorn, die Daumen nach außen. Spüre das Stretching in Rücken und Schultern. Diese Position drei tiefe Atemzüge lang halten.

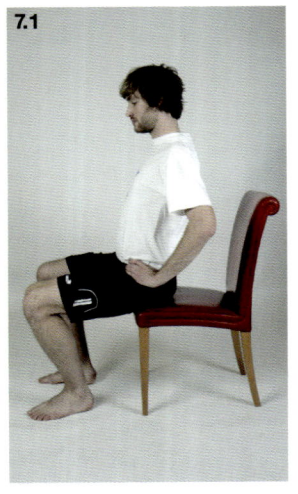

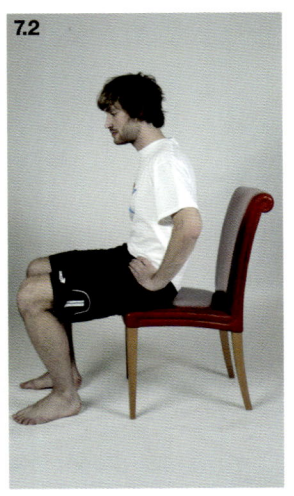

7. Hüfte vor und zurück schieben
Halte die Hüfte mit beiden Händen, schiebe Dein Becken vor und zurück und halte den Oberkörper dabei ruhig. Atme in der Vorwärtsbewegung ein und bei der Rückwärtsbewegung aus. Spanne dabei die Bauchmuskeln an. Übung dreimal wiederholen.

Nun gibst Du den Ton an

8. Auf und ab

Setze Dich leicht nach vorne ge-
lehnt auf den Stuhl. Behalte den
Rücken gerade und atme ein. Dann
gerade aufstehen und dabei kräftig
ausatmen. Wieder ein- und ausatmen und dabei den Stuhl zuerst
langsam mit dem Po berühren und
dann erst wieder richtig hinsetzen.
Übung dreimal wiederholen.

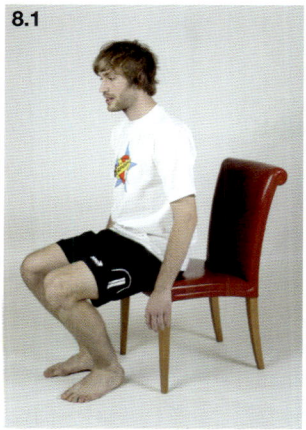

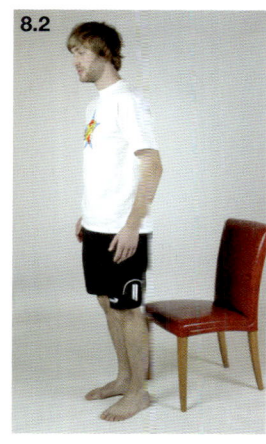

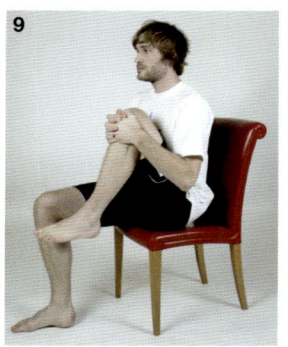

9. Knie an Brust

Ziehe ein Knie mit den Händen an die Brust und atme dabei aus.
Spüre, wie sich dabei die oberen und mittleren Rückenmuskeln
zusammenziehen. Wechsle nun das Bein. Übung dreimal wiederholen

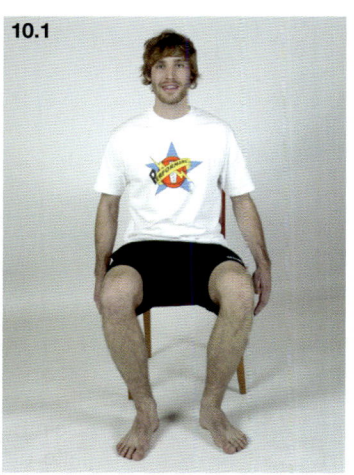

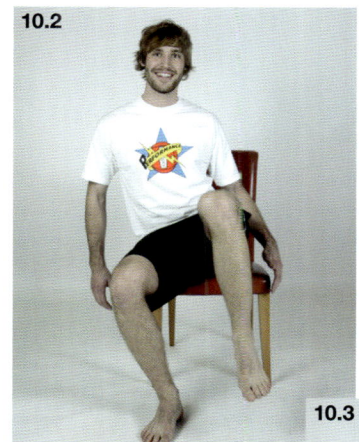

10. Sitzverlagerung

Während Du aufrecht sitzt, verlagerst Du Dein Gewicht von
einer Pobacke auf die andere. Hebe dazu das jeweils andere Bein an. Atme bei jedem Seitenwechsel aus und behalte
die aufrechte Position bei. Übung dreimal auf jeder Seite
wiederholen.

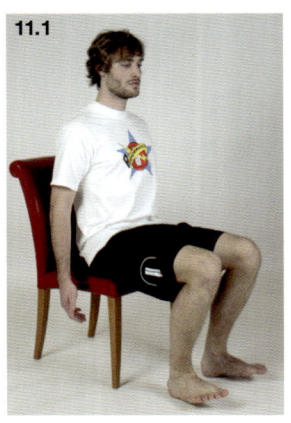 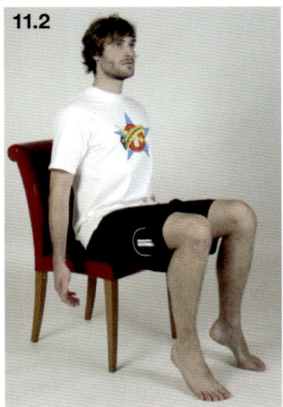

11. Point & Flex
Wippe die Füße von den Fersen bis zur den Zehen vor und wieder zurück. Atme dabei tief ein und aus. Übung dreimal wiederholen.

12. Bein ausstrecken
Hebe ein Bein an und strecke es gerade aus. Atme dabei aus. Mache alles langsam und bewusst. Übung dreimal wiederholen, dann das Bein wechseln.

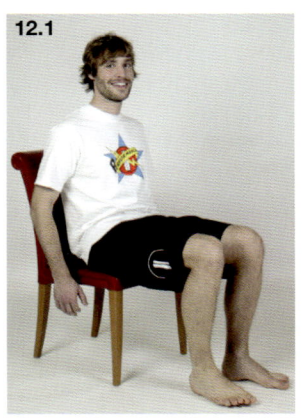 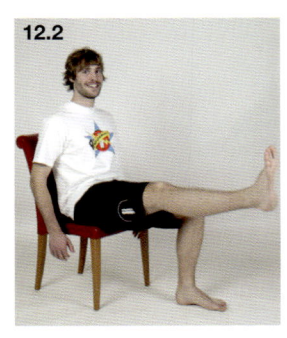

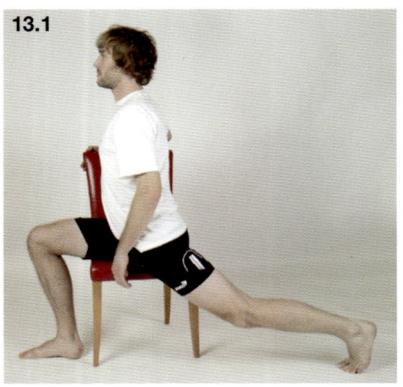 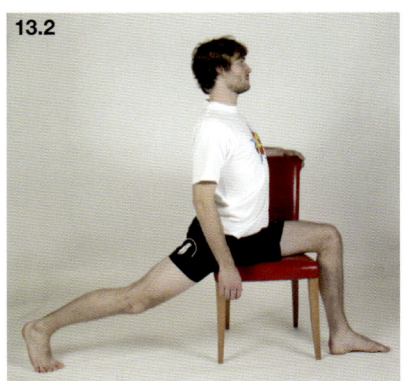

13. Ausfallschritt
Drehe Deinen Oberkörper nach rechts und strecke das linke Bein nach hinten, bis Du im Oberschenkel die Dehnung spürst. Atme dreimal tief ein und wechsle dann die Seite und das Bein.

Nun gibst Du den Ton an

14. Alphabet

Blicke geradeaus und strecke das rechte Bein nach vorn. Jetzt den Fuß ganz strecken und dabei ausatmen. Ziehe danach den Fuß ganz an Dich heran. Lasse die Arme dabei hängen und atme durch die Nase jeweils ein und aus.

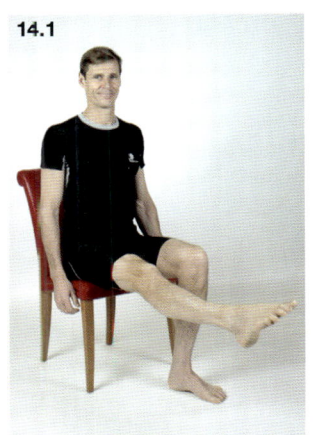

14.1

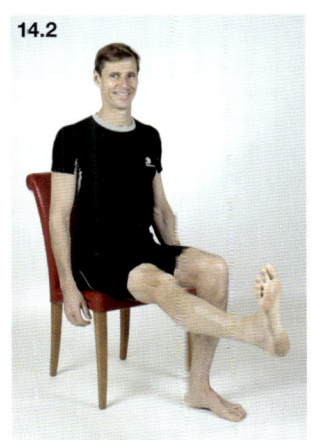

14.2

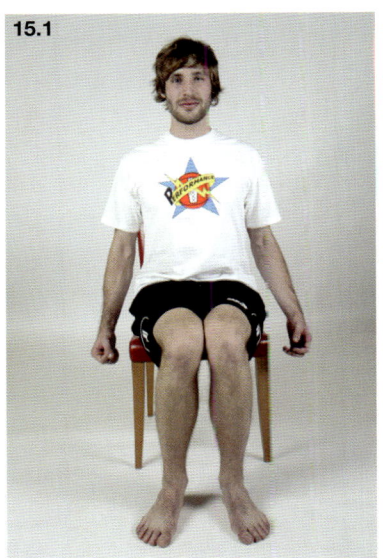

15.1

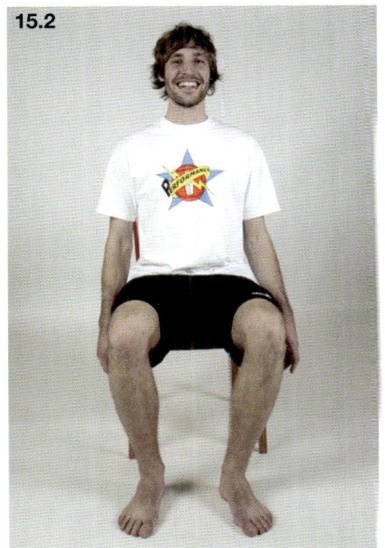

15.2

15. Anspannen und entspannen

Setze Dich aufrecht hin. Um die Anspannung im Körper zu lockern, balle die Fäuste, winkle die Arme an, ziehe den Kiefer zusammen, spanne die Oberschenkel und Pobacken an und atme dabei ein. Atme dann aus und entspanne. Übung dreimal wiederholen.

Die Hennig-Methode für unterwegs

Das folgende Programm ist eine gekürzte Variante von *Fit mit der Hennig-Methode* für zu Hause. Ich habe zehn Techniken ausgesucht, die auf Reisen Kraft und Beweglichkeit trainieren, wozu man jedoch keinen *Performance-Ball* oder viel Platz im Hotelzimmer benötigt. Stattdessen tut auch ein Kissen, ein zusammengerolltes Handtuch oder ein kleiner Koffer seinen Dienst.

Übe jeden zweiten Tag. Wenn Du in Deinem Zimmer wie ein Engel auf dem Boden liegen kannst, dann reicht der Platz schon aus. Absolviere die Übungen 1–3 und wiederhole diese. Dann wechsle zu den Übungen 4–7 und wiederhole auch diese ein zweites Mal. Genauso verfährst Du bei den Übungen 8–10.

Guten Morgen mit Side Twist

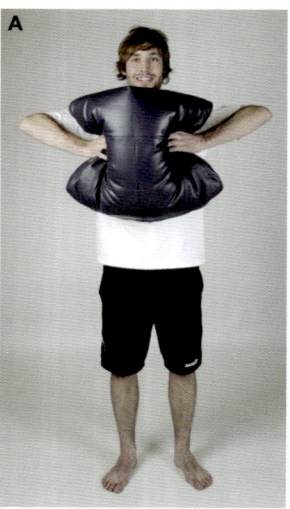 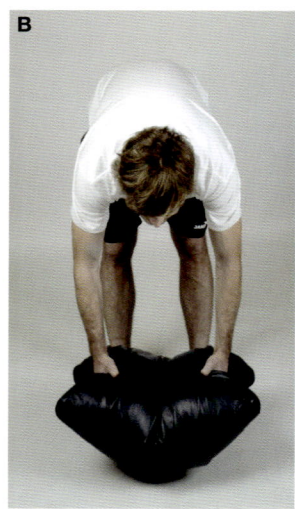 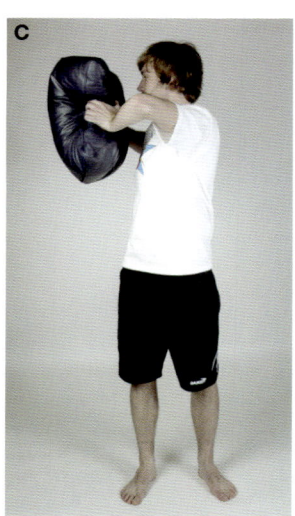

Beginne im Parallelstand. Die Füße stehen etwas schmaler als Deine Schultern breit sind. Halte in der Startposition ein größeres Kissen (oder ähnliches) mit gestreckten Armen vor Dir. Beuge Dich gerade nach unten und berühre mit dem Kissen den Boden vor den Füßen. Dann wieder gerade aufstellen, das Kissen an die Brust nehmen und den Körper zur Seite drehen. Achte während der Drehung darauf, dass die Ellbogen in Brusthöhe bleiben. Drehe den Körper wieder nach vorn und wechsle mit jeder Wiederholung die Drehrichtung.
Atme jeweils beim Vorbeugen, Aufrichten und Zur-Seite-Drehen.

Wichtig: Beim Herunterführen der Ellbogen fühlst Du die Muskeln zwischen den Schulterblättern. Dieses Training der Muskeln verhilft Dir zu einer besseren Körperhaltung, zu einem stabileren Gleichgewicht und mehr Energie.

Football-Hocke

Stelle Deine Beine breit auseinander, die Zehen zeigen nach außen und die Füße stehen sicher auf dem Boden. Halte den Gegenstand mit gestreckten Armen auf Schulterhöhe vor Dir. Gehe nun tief in die Hocke, lehne Dich nach vorn und reiche ihn durch die Beine hindurch nach hinten. Blicke, wenn möglich, durch die Beine. Da diese Bewegung durch das obere Rückgrat eingeleitet wird, wäre es gut, wenn Du eine möglichst weite Dehnung hinbekommst. Stelle Dich dann wieder gerade auf und hebe den Gegenstand wieder nach oben. Wiederhole danach die Übung.
Atme beim In-die-Hocke-Gehen und Wiederaufstehen jeweils aus.

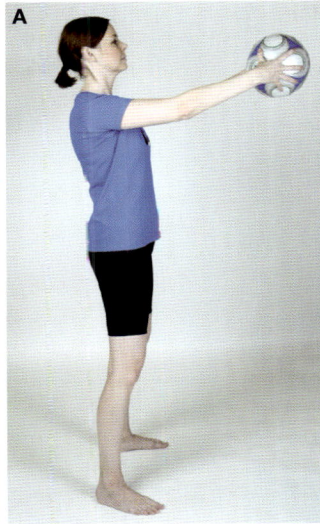
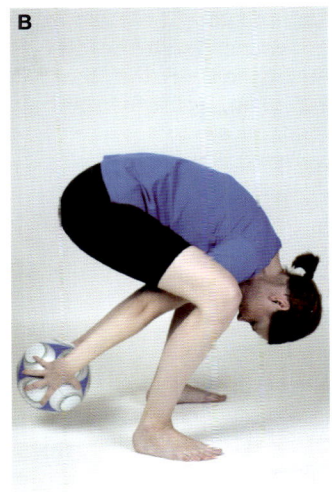

Beinkehren

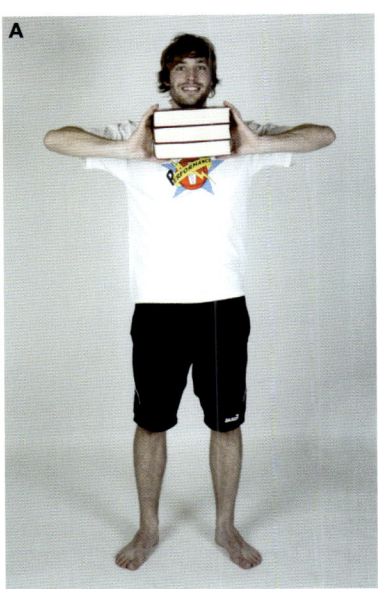
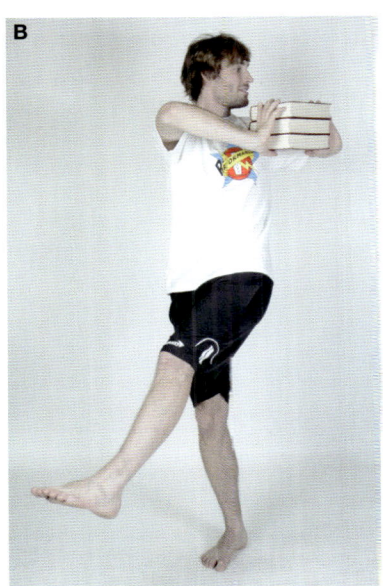

Stelle Dich aufrecht auf das rechte Bein und strecke das linke leicht nach vorn. Halte den jeweiligen Trainingsgegenstand (z.B. Bücher) vor der Brust. Die Ellbogen sind auf Schulterhöhe. Drehe den Oberkörper und die Bücher nach links und schwinge dabei das linke Bein nach rechts. Konzentriere Dich auf Deinen Oberkörper und die Hüftdrehung, weniger auf Arme und Beine.
Atme bei jedem Richtungswechsel aus.

Schiffschaukel

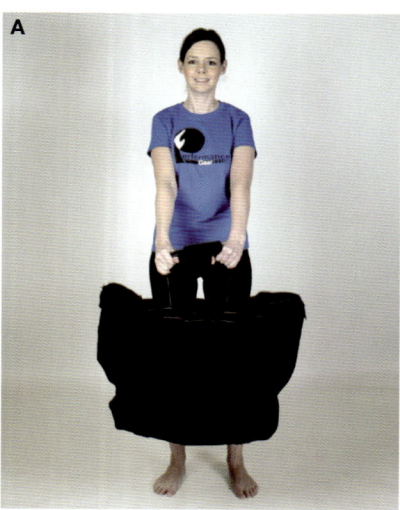

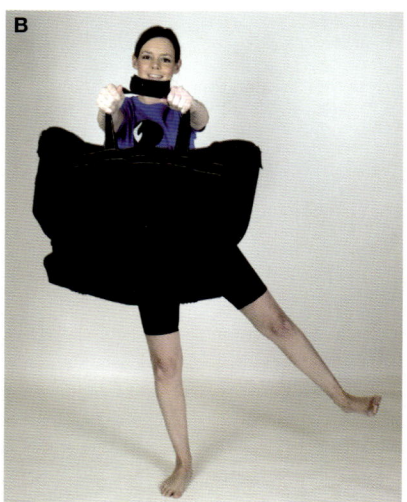

Stehe aufrecht, halte z.B. eine Tasche mit ausgestreckten Armen vor Dein Becken. Verlagere das Körpergewicht auf das rechte Bein und hebe den linken Fuß etwas über den Boden. Während der ganzen Übung den Bauch fest anspannen – nicht lockerlassen. Nun das linke Bein seitwärts anheben und gleichzeitig die Tasche mit gestreckten Armen nach oben auf Schulterhöhe bringen. Für drei Sekunden ausharren und langsam Arme und Bein wieder senken. Absolviere erst alle Wiederholungen, dann wechsle die Seite. Atme jeweils beim Hochheben, in der Ruheposition und Absenken aus.

Diagonales Holzhacken

Beginne im Parallelstand, die Füße stehen etwas schmaler als die Hüfte breit ist. Drehe den Oberkörper nach rechts, halte z.B. das Kissen (max. 2 kg) an Deiner rechten Seite, spanne den Bauch an und blicke nach vorne. Bewege das Kissen, wie beim Holzhacken, diagonal nach unten links in die Minihocke. Die Arme bleiben dabei gestreckt und der Oberkörper dreht sich nach links unten. Bringe in einem Schwung den Ball wieder in die Ausgangslage zurück und wiederhole so oft, wie auf Seite 112 angegeben. Wechsle erst dann die Seite.

Wichtig: Unterleib, Beine, Knie und Füße bleiben ruhig.
Atme beim Ab- und Aufstellen jeweils aus.

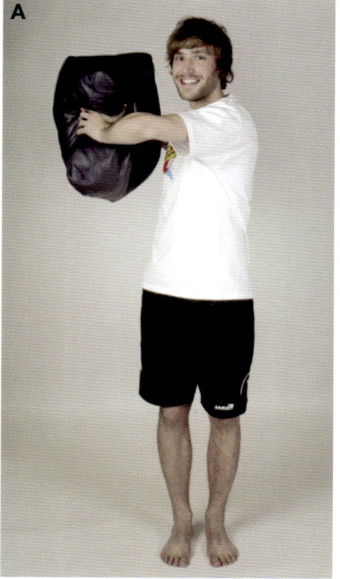

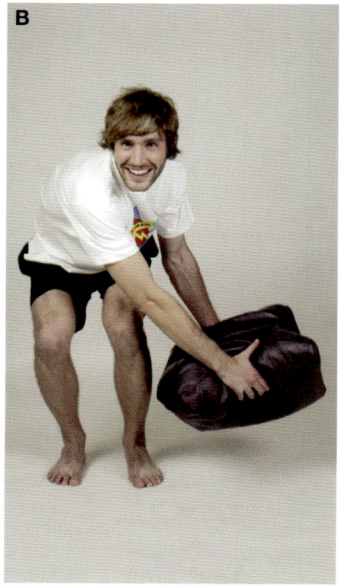

Nun gibst Du den Ton an

Ab und auf

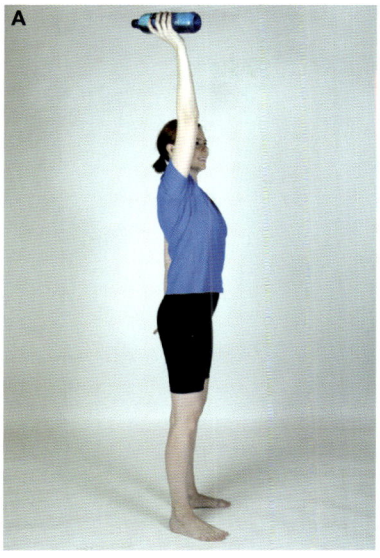

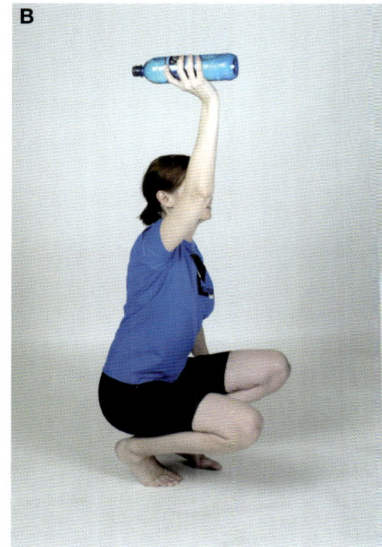

Stelle Dich aufrecht hin und halte die Wasserflasche mit ausgestrecktem rechten Arm hoch. Gehe langsam in die Hocke und setze Dich, wenn möglich, ohne Hilfe der Hände auf den Boden. Lege Dich ausgestreckt hin, die Wasserflasche mit ausgestrecktem Arm knapp über dem Boden haltend. Stehe dann wieder auf, wenn möglich ohne Hilfe der Hände, und absolviere alle Wiederholungen gemäß der Tabelle Seite 112. Wechsle erst danach die Seite.
Atme viermal beim Hinlegen und viermal beim Aufstehen ein und aus.

Wichtig: Jeder hat seine eigene Art sich hinzulegen. Das ist in Ordnung.

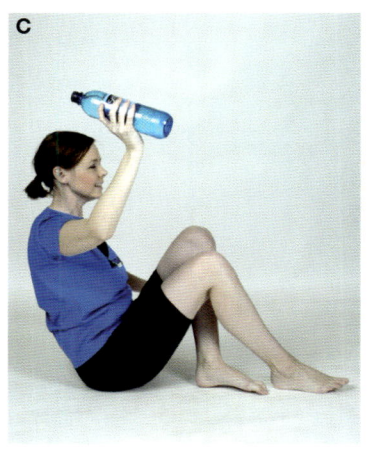

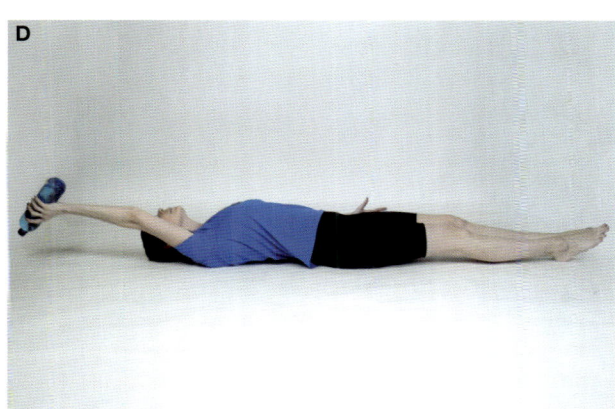

Golfschwung

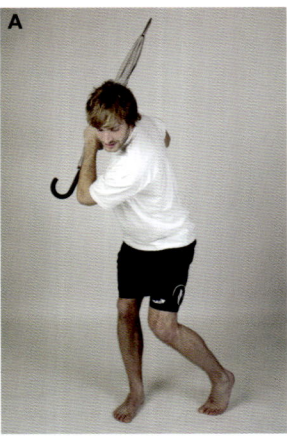 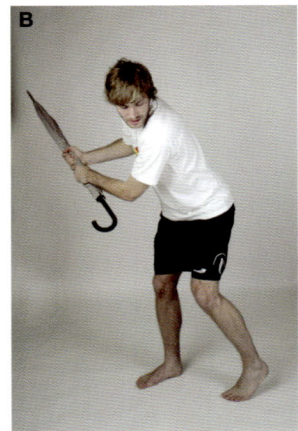 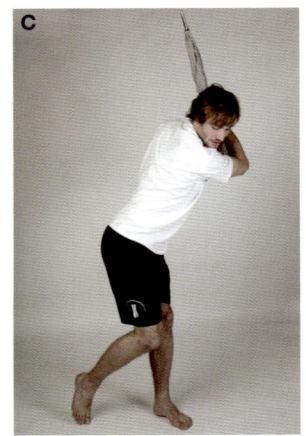

Beginne im Parallelstand. Die Füße stehen in Schulterbreite und mit den Zehen nach außen. Halte z.B. einen Regenschirm mit gestreckten Armen vor dem Bauch, lehne Dich nach vorn und verlagere das Gewicht auf die Fußballen. Drehe den Oberkörper, Hüfte, Beine, Knie und Füße nach rechts und halte den Schirm über der rechten Schulter. Der Blick bleibt auf einen Punkt am Boden gerichtet. Die Drehung ist perfekt, wenn Du über die Schulter zum Boden blicken kannst, die linke Hüfte parallel zum äußeren Bein zeigt und das hintere Bein auf den Fußballen steht. Die Drehung muss sich durch den Oberkörper entwickeln, nicht durch die Arme.

Aus dieser Lage schwingend auf die gegenüberliegende Seite drehen, bis der Schirm über der linken Schulter liegt. Schwinge den Schirm kontrolliert weiter, bis alle Wiederholungen beidseitig absolviert sind. Atme bei jedem Schwung aus.

Paradeschritt

Nimm die Kampfstellung ein, das Gewicht liegt auf dem hinteren Bein. Halte z.B. ein Kissen fest vor die Brust. Deine Ellbogen sind auf Schulterhöhe angewinkelt. Hebe das ausgestreckte Bein langsam so weit wie möglich an und drücke gleichzeitig das Kissen nach vorne. Berühre mit dem Kissen das Schienbein, wenn möglich auch die Zehen. Lass nun das Bein wieder kontrolliert ab und ziehe das Kissen an die Brust heran. Erst nach Absolvierung aller Wiederholungen die Seite wechseln. Atme jeweils beim Ausstrecken und Zurückziehen aus.

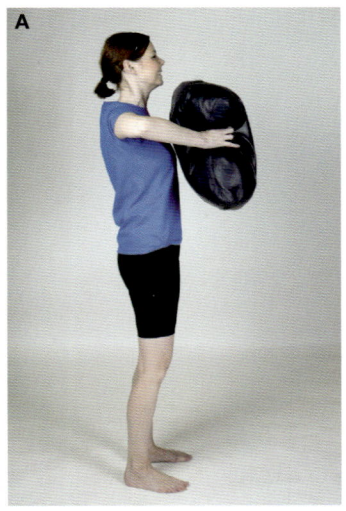 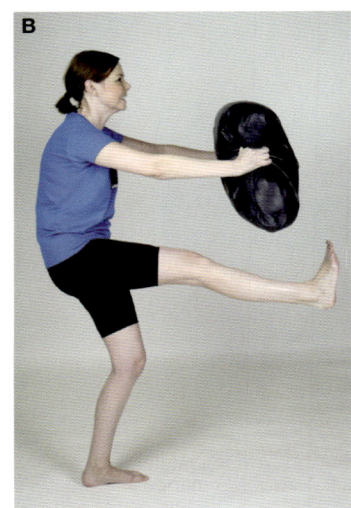

Schaukelstuhl

Beginne im Parallelstand. Die Füße stehen etwas schmaler als Deine Schultern breit sind. Halte z.B. einen Hocker mit ausgestreckten Armen und festem Griff ca. 20 cm vor Deinen Bauch. Spanne Bauch und Po an, stelle Dich auf die Fußspitzen und hebe den Hocker nach oben. Dabei nicht die Arme anwinkeln. Dann senke den Hocker und die Beine wieder auf den Boden. Bewege Dich wie ein Schaukelstuhl von der Ferse auf die Zehenspitzen und wieder zurück.
Atme beim Anheben aus.

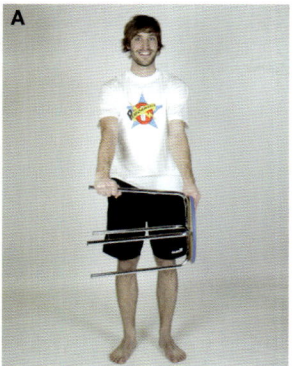
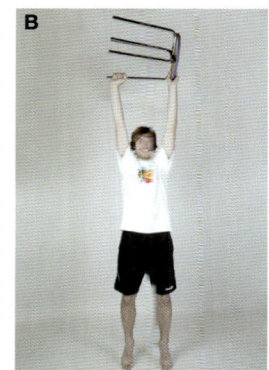

Weltreise

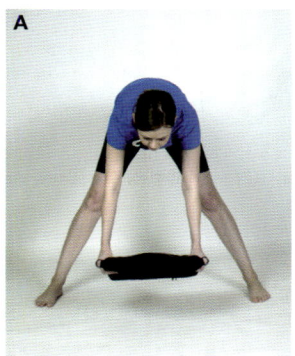
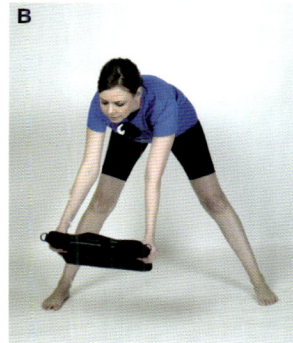
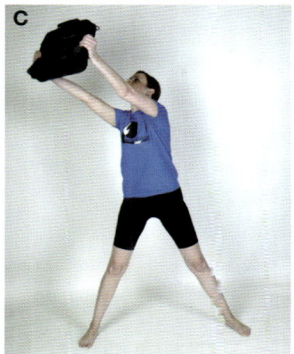

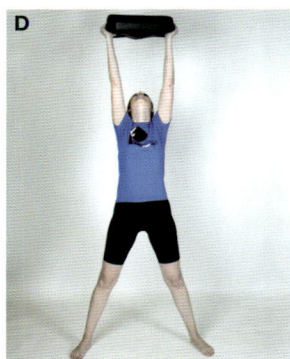
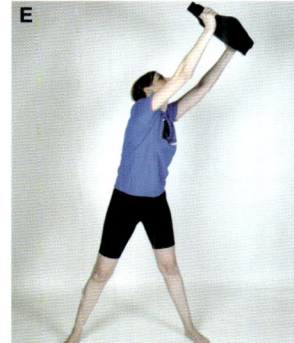
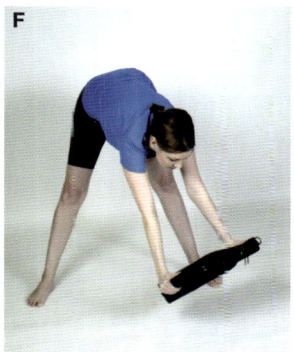

Beginne im Spagatstand, die Füße zeigen nach vorn und stehen sicher. Lehne Dich weit vor und reiche z.B. eine Aktenmappe mit gestreckten Armen nach vorn. Drehe Dich nun mit dem Oberkörper kreisförmig nach rechts: Mappe, Arme und Oberkörper bilden eine Linie. Die Füße müssen sicher stehen, damit sie nicht wegrutschen.
Atme jede Viertelumdrehung aus.

Auch auf Reisen fit bleiben

Wenn Du auch unterwegs auf Sport nicht verzichten willst, dann empfehle ich, Dich erst einmal an die neue Umgebung zu akklimatisieren und dann behutsam mit den Fitnessübungen zu beginnen. Man sollte sich entweder an das eigene Wohlgefühl oder an die Herzfrequenz halten, um sein Tempo festzulegen.

Auf einer gefühlten Skala bedeutet 0 keinerlei Anstrengung und 10 wäre die Höchstbelastung (1 = sehr schwach, 2 = schwach, 3 = mäßig, 4–5 = stark, 6–7 = sehr stark, 8–10 = äußerst stark).

Bei der Ermittlung der Herzfrequenz zieht man sein Alter von der Zahl 220 ab und erhält so seine maximale Herzfrequenz. Für einen 40-Jährigen läge der Maximalpuls also bei 180. Will man also 50–60 Prozent des Maximums trainieren, multipliziert man einfach den Maximalpuls mit 0,5 oder 0,6 und kommt bei unserem 40-Jährigen dann auf einen Puls von 90 bzw. 108.

Am ersten Urlaubstag sollte das gefühlte Fitnessprogramm zwischen 5–6 liegen, bzw. 50–60 Prozent der Herzfrequenz betragen. In den nächsten Tagen sollte man sich nur bis auf Stufe 8 bzw. 80 Prozent der Herzfrequenz steigern.

Trainingsplan für unterwegs

Guten Morgen mit Side Twist	**5 Mal** (Anfänger) **8 Mal** (Fortgeschrittene) **10 Mal** (Profis)
Football-Hocke	**5 Mal** (Anfänger) **10 Mal** (Fortgeschrittene) **15 Mal** (Profis)
Beinkehren	**5 Mal** (Anfänger) **8 Mal** (Fortgeschrittene) **10 Mal** (Profis)

Wiederhole nun erst die drei Techniken ein **zweites Mal** und beginne erst dann mit den nachfolgenden vier Übungen.

Schiffschaukel	**10 Mal** (Anfänger) **15 Mal** (Fortgeschrittene) **20 Mal** (Profis)
Diagonales Holzhacken	**10 Mal** (Anfänger) **15 Mal** (Fortgeschrittene) **20 Mal** (Profis)
Ab und auf	**10 Mal** (Anfänger) **15 Mal** (Fortgeschrittene) **20 Mal** (Profis)
Golfschwung	**10 Mal** (Anfänger) **15 Mal** (Fortgeschrittene) **20 Mal** (Profis)

Wiederhole nun erst die vier Techniken ein **zweites Mal** und beginne erst dann mit den nachfolgenden drei Übungen.

Paradeschritt	**10 Mal** (Anfänger) **15 Mal** (Fortgeschrittene) **20 Mal** (Profis)
Schaukelstuhl	**10 Mal** (Anfänger) **15 Mal** (Fortgeschrittene) **20 Mal** (Profis)
Weltreise	**10 Mal** (Anfänger) **15 Mal** (Fortgeschrittene) **20 Mal** (Profis)

Wiederhole nun erst diese drei Techniken ein **zweites Mal** und schließe dann die schon bekannten Entspannungsübungen „Sandwich", „Seitenlage" und „Adler" an (siehe Seiten 46 ff.).

Trainingsprogramm gesunder Rücken:
So kommen Kraft und Beweglichkeit zurück

Tag für Tag verbringen wir die meiste Zeit sitzend am Arbeitsplatz. Wir sitzen vor dem Computer oder hängen am Telefon. Unsere Vorfahren haben sich noch auf ihren starken Rücken verlassen können, um mit harter Arbeit für das tägliche Brot zu sorgen. Heute bekommen die Menschen Rückenleiden, weil sie fast nur noch sitzen. Das ist schon irgendwie verrückt.

Der amerikanischen Gesundheitsbehörde zufolge, steht nahezu jedem US-Bürger irgendwann in seinem Leben ein Rückenleiden ins Haus. Rückenleiden ist die häufigste Ursache für Berufsunfähigkeit. In meiner neuen Heimat USA kostet dies den Staat 50 Milliarden US-$ pro Jahr.

Die häufigsten Ursachen von Rückenbeschwerden sind:

Mangelnde Bewegung. Dies liegt vorwiegend am sitzenden Lebensstil, den unsere Gesellschaft zu Hause oder bei der Arbeit in den letzten Jahrzehnten eingenommen hat. Unsere Muskeln und das Bindegewebe im Rücken werden dadurch immer schwächer, sodass sie den Körper bei Bewegungen nicht mehr optimal unterstützen können. Zu schwache Muskeln, Sehnen und Bänder sind somit die Hauptursache, wenn man sich bei ganz simplen Bewegungen, wie dem Aufheben einer Zeitung oder bei der täglichen Dusche, eine Verletzung zuzieht.

Genauso gut können starke und schwache Muskeln an anderen Stellen im Körper zu Rückenproblemen führen. Ein gereizter hinterer Oberschenkelmuskel macht auch dann Probleme, wenn man sein Bein heben möchte. Dieser Muskel liegt nahe an der Hüfte und beeinflusst die angrenzenden Körperregionen.

Stress. Noch nie war der Druck durch die tägliche Arbeit so groß wie heute. Auch wenn mancher davon hausgemacht ist, wenn es um Termine oder Fristen geht, dann ist die körperliche Anspannung groß. Muskeln im Nacken und Rücken leiden darunter und ver-

ursachen irgendwann schmerzliche Probleme wie Verspannungen.

Gewicht. Schwergewichtige Menschen schleppen durch ihre Körperfülle viel Gewicht mit sich herum. Schwangere Frauen gleichen mit zunehmendem Bauchumfang das körperliche Ungleichgewicht durch eine veränderte Körperhaltung aus. Der Rücken steht unter schwerem Druck und das Körpergewicht muss auf die Fersen verlagert werden, um das Gleichgewicht halten zu können. Dadurch werden die Wirbel ständig aufeinander gedrückt und der Körper aus seiner natürlichen Haltung gebracht.

Genauso ergeht es denjenigen, die mit Übergewicht zu kämpfen haben. Schleichend über die Jahre, nimmt das eigene Gewicht um einige Kilos zu. Der Körper versucht dies durch Gewichtsverlagerung auszugleichen und wird im Laufe der Zeit mit Problemen und Schmerzen konfrontiert.

Um all dem aus dem Weg zu gehen, schränkt man seine körperlichen Bewegungen automatisch ein. Das ist der falsche Weg. Gerade dann sollte man aktiv dabei bleiben, um die Bewegungsfähigkeit des Rückens zu steigern. Zu wenig Bewegung bewirkt genau das Gegenteil, macht noch ungelenkiger und damit anfälliger für Verletzungen.

Wer von Rückenproblemen und steifen Gelenken geplagt ist, für den ist der jetzt folgende Abschnitt bestens geeignet. Am Ende des Kapitels befindet sich ein geeignetes Trainingsprogramm, das den Rücken stärkt und die Bewegungsfähigkeit zurückgibt.

Du kannst auch so vorgehen, dass Du, wenn Du unter Rückenproblemen leidest, erst das folgende Programm trainierst, und dann erst mit meinem Hauptprogramm beginnst. Wer an Rückenschmerzen leidet, sollte sich aber zuvor mit seinem Arzt oder Physiotherapeuten unterhalten. Denn der folgende Buchteil ist für Menschen mit gleich bleibenden Rückenproblemen gedacht und nicht für akut Rückenverletzte.

Schauen wir aber zuerst, was einen gesunden Rücken ausmacht.

Ein Rücken ohne Schmerzen

Stell Dir einmal das menschliche Skelett vor, wie Du es als Modell vom Arzt her kennst, oder es zum Beispiel im Biologieunterricht gesehen hast. Die lange und gebogene Wirbelsäule trägt das Gewicht des gesamten Skeletts. Das Becken ist die vermeintlich schwächste Verbindung im Körper, da diese Region sowohl tragen, dämpfen und die Energien des Oberkörpers und die der unteren Körperhälfte übertragen muss. Dies spielt eine wichtige Rolle, wenn man ein Gewicht (z.B. einen schweren Koffer) trägt, beim Spazierengehen, Bücken und Drehen. Wenn man bedenkt, dass man für gewöhnlich diese Bewegungen auch noch alle gleichzeitig macht, dann ist es nicht verwunderlich, dass der Rücken viel Kraft und Beweglichkeit benötigt, um gesund und fit zu bleiben.

Der Schlüssel zu einem gesunden Rücken sind:

Starke Muskeln. Es herrscht der Irrglaube vor, dass viele Sit-ups und Ausdauertraining für die Bauchmuskeln gleichzeitig auch den Rücken ausreichend trainieren. Wahr ist, dass man dadurch die Hüfte dehnt und sich die Beweglichkeit vielleicht sogar verbessert. Die Bauchmuskeln sprechen in der Bewegung die Hüfte an, weil diese Muskeln und Gelenke miteinander verbunden sind. Kräftige, tiefer angeordnete Bauchmuskeln unterstützen das Becken, welches für die Stabilität der Wirbelsäule mitverantwortlich ist. Ein optisch eindrucksvoller Sixpack leistet hierbei nur geringe Dienste. Um also die Hüftregion gezielt zu kräftigen, braucht es mehr Bewegung als Sit-ups und Bauchtraining. Die Hüftregion trägt Dein Gewicht zuzüglich der Lasten, die Du in der Hand hast, und zuzüglich Deiner Bewegungen, wenn Du Dich drehst, beugst und beispielsweise die Treppen steigst. Darum sollten die Übungen genau diese Bewegungen beinhalten. Dadurch wird die tiefer liegende Region des Rückens in die Kette der wichtigen Körperteile integriert und mittrainiert.

Beweglichkeit. Geschmeidige Muskeln und eine gute körperliche Beweglichkeit sind die Grundvoraussetzung, um die untere Rückenregion vor Problemen zu schützen. Wenn die Kraft und Beweglichkeit diese Drehungen in alle Richtungen erlaubt, dann ist dies gewährleistet. Somit ist ein Training aus diesen Bewegungen das Beste, um den Rücken gesund zu halten.

Gute Körperhaltung. Das tägliche Training muss Dir und Deinem Körper eine passende Ausstrahlung verleihen. Beim Sport ist das gute Erscheinungsbild genauso wichtig, wie die sportliche Leistung. So geht Deine Kraft in den Sport – nicht in Deine Ausstrahlung. Selbst wenn Du dann ein paar Pfunde zulegst, ist dies für Deine Körperhaltung nicht mehr störend. Man kann gesund und relativ fit sein, trotz einiger Pfunde zu viel. Voraussetzung ist aber, dass das Körpergewicht im richtigen Verhältnis zu Kraft und Beweglichkeit steht, damit das Skelett alle Bewegungen aushalten kann. Wenn dies außer Acht gelassen wird, dann meldet sich ganz schnell der Rücken und andere orthopädische Probleme kommen hinzu.

Es ist wirklich leicht, am eigenen Gleichgewicht, der Körperhaltung und Ausstrahlung zu arbeiten. Hierzu braucht man lediglich eine Wand. Sollte die nicht da sein, dann funktionieren die folgenden Übungen auch auf dem Boden. Probier es einfach aus.

- **Übung an der Wand.** Stelle Dich aufrecht mit dem Rücken an die Wand und drücke Hinterkopf, Schultern, Po und Fersen dagegen. Der Bauch ist angespannt. Halte die Position für einen Moment und wiederhole das Ganze mehrmals. Je öfter Du dies machst, umso deutlicher nimmst Du Deine gute Körperhaltung wahr und gewöhnst Dich daran.

- **Übung auf dem Boden.** Lege Dich ausgestreckt auf den Boden, die Handinnenflächen zeigen zur Decke, das Kinn bleibt heruntergezogen. Presse gleichzeitig Hinterkopf und Po fest an den Boden und spanne den Bauch an, sodass Dein Becken nach vorne kippt. Atme rhythmisch

Nun gibst Du den Ton an

und wiederhole diese Bewegung 20 Mal. Das bringt Dir ein gutes Körpergefühl für den Rest des Tages.

Passende Ergonomie. Der Bürostuhl und der Computerarbeitsplatz müssen in der Höhe verstellbar sein. Ein keiner Tipp für die korrekte Sitzposition: Beide Pobacken sitzen gleichmäßig, die Schenkel sind parallel zum Boden positioniert, die Fußflächen stehen ebenso fest. Der Kopf ist aufrecht, die Ohren sind über den Schultern positioniert. Kinn, Brust und Schultern sind zurückgezogen. Lass die Arme entspannt an der Seite herunterhängen. Atme nun gleichmäßig durch die Nase ein und den Mund wieder aus. Zehn Mal wiederholen und dabei auf die korrekte und aufrechte Haltung achten und diese konzentriert wahrnehmen. Diese Übung solltest Du mehrmals am Tage machen, immer wenn die Arbeit am Computer oder am Telefon es zulässt. Eine weitere Möglichkeit für das Stretching im Sitzen habe ich in dem Kapitel „Unterwegs in Form bleiben" in dem Abschnitt „Stretching hält beweglich" beschrieben.

Den Rücken richtig bewegen

Ein großer Irrtum ist es, dass man völlige Ruhe braucht, um Rückenschmerzen zu behandeln. Der Körper ist zum Bewegen da und nicht dazu, dass er ruhig gestellt wird. So gilt für die allermeisten Fälle von Rückenbeschwerden, dass Ruhe den Rücken nicht so helt, wie es die richtige Bewegung tut. Und wenn man sich nicht an die Ursache des Mangels von Kraft und Beweglichkeit heranmacht, dann kehren die Schmerzen immer wieder zurück.

Ein Kollege und Freund von mir, Dr. Evan Karas, ist orthopädischer Chirurg in New York und sieht dies genauso. „Körperliche Bewegung ist bei Rückenleiden äußerst heilsam. Man muss nur auf die richtige Bewegungsform achten, damit man die Übungen korrekt anwendet und diese für den Rücken keinen Stress bedeuten. So sollte man anstelle von Krafttraining jetzt leichtere Varianten, wie Radfahren, ausüben. Ebenso ist Schwimmen sehr entspannend für den Rücken."

Eine langfristige Schmerztherapie ist also problemlos möglich. Das Rezept ist eine Kombination aus Konditionstraining und Stretching kombiniert mit der richtigen Ergonomie und perfekten Körperhaltung.

Eine Variante von *Fit mit der Henrig-Methode* führt so speziell den Rücken durch die verschiedensten Bewegungen, die für Beweglichkeit und Körperkraft förderlich sind. Dennoch kann es durchaus möglich sein, dass die Übungen erst einmal als unangenehm wahrgenommen werden, bevor sie Heilung bewirken.

Ein Schmerzgefühl beim Training ist erst einmal ein gutes Zeichen. Du hast Dich aus der Komfortzone bewegt, und das von alleine! Gut so. Der Körper wird durch die Bewegungen angeregt, und sofern man es nicht übertreibt, wird die Körperkraft nach und nach stärker, oder aber, sie bleibt zumindest gleich. Bei diesem Trainingsprogramm wirst Du manchmal einen Muskelkater spüren, jedoch keine Schmerzen mehr.

Vor allem in den Übungspausen kann man in den einzelnen Körperregionen diese Reize spüren. Das Gewebe wächst, vielleicht gibt es einen Muskelkater, was ein gutes Zeichen für ein erfolgreiches Training ist. Es kann also weiter gehen. Drei Einheiten pro Woche reichen aus, um Fortschritte zu erzielen, ohne sich dabei zu überanstrengen.

Man muss verstehen, dass der Kreislauf jetzt im Körper abgelagerte Stoffe abtransportiert. Ebenso werden die Körperzellen wieder mit Nährstoffen und Energie gefüllt, damit Heilung und Wachstum weitergehen kann. Darum sollte man an den übungsfreien Tagen eine Pause einlegen und sich nicht derart verausgaben.

Nur mit Bewegung wird man überflüssige Pfunde wieder los. Also, nicht nur zu Hause herumliegen!

Acht-Wochen-Programm für den Rücken

Das folgende Programm besteht aus vier verschiedenen Etappen, die jeweils über zwei Wochen gehen. Aufgeteilt in sieben Einheiten bedeutet dies, dass man zum Beispiel an einem Montag beginnt und dann wieder am

Mittwoch, Freitag, Sonntag, Dienstag, Donnerstag und Samstag trainiert. Dann beginnt die nächste Etappe.

Du kannst zwischen drei Schwierigkeitsstufen wählen: Anfänger, Fortgeschrittener oder Profi. Der einzige Unterschied zwischen den Ebenen liegt in der Anzahl der Wiederholungen.

Runde eins: Wochen 1 und 2

Side Twist im Sitzen

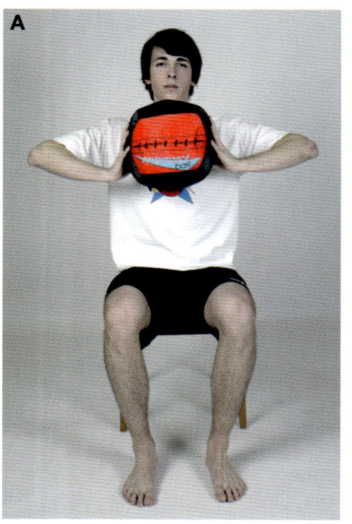

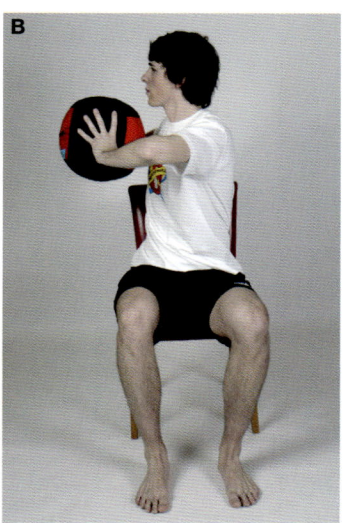

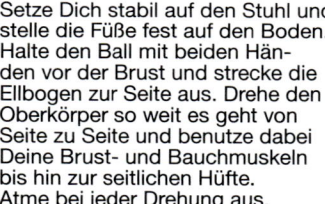

Setze Dich stabil auf den Stuhl und stelle die Füße fest auf den Boden. Halte den Ball mit beiden Händen vor der Brust und strecke die Ellbogen zur Seite aus. Drehe den Oberkörper so weit es geht von Seite zu Seite und benutze dabei Deine Brust- und Bauchmuskeln bis hin zur seitlichen Hüfte.
Atme bei jeder Drehung aus.

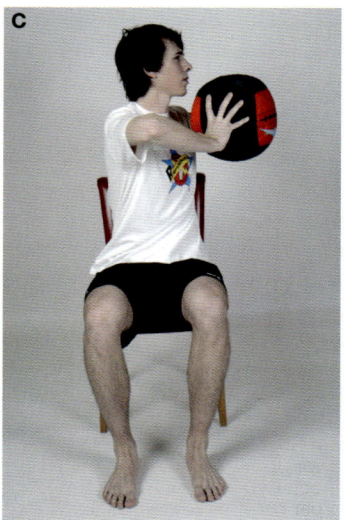

Nun gibst Du den Ton an

Guten Morgen im Sitzen

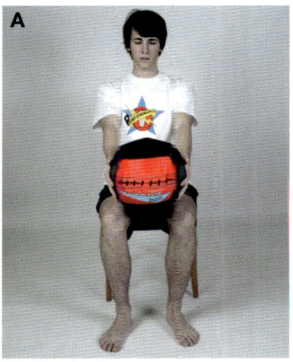

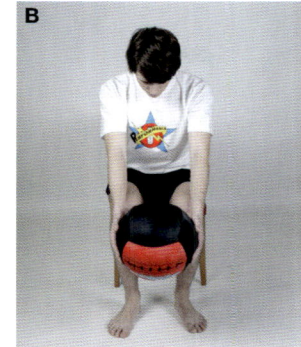

Setze Dich stabil auf den Stuhl und stelle die Füße fest auf den Boden. Beuge Dich nun nach vorne und halte den Ball mit ausgestreckten Armen nach unten. Führe den Ball zum Boden, und zwar so nahe an die Füße, wie es mit gestreckten Armen geht. Richte Dich dann wieder mit gestreckten Armen auf, ohne jedoch ganz in die aufrechte Position zurückzukehren. Atme bei jeder Bewegung aus.

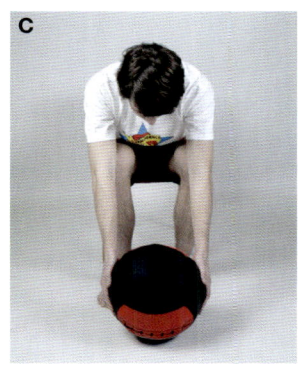

Hocke an der Wand

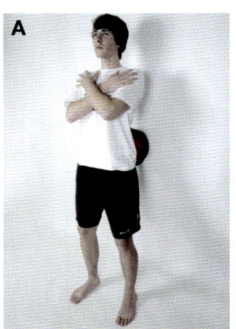

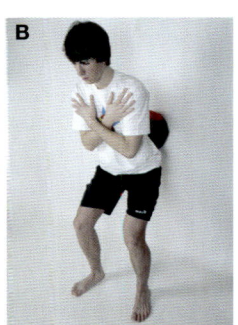

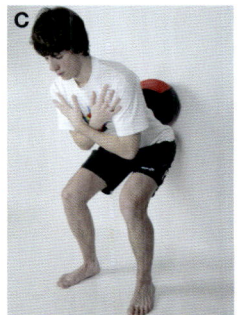

Stell Dich mit dem Rücken zur Wand, den Ball zwischen Hüfte/Becken und der Wand eingeklemmt. Überkreuze die Arme vor der Brust und gehe nun in die halbe Hocke. Blicke nach unten. Du solltest jetzt weder Deine Füße noch Deine Zehen sehen – diese müssen jetzt durch Dein Knie verdeckt sein. Lehne Dich mit dem Oberkörper nach vorn, als würdest Du Deine Schuhe betrachten wollen. Halte diese Position, zähle bis 40 und atme tief und gleichmäßig. Du fühlst, wie Hüfte und Schenkel langsam müde werden, da diese Technik dort wirkt.

Grazie am Boden

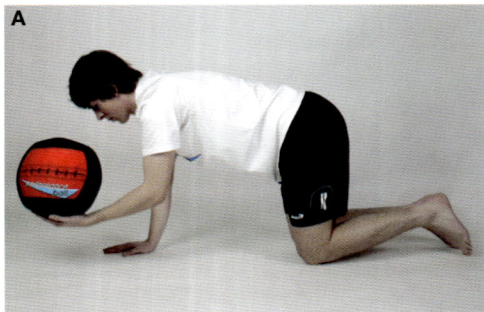

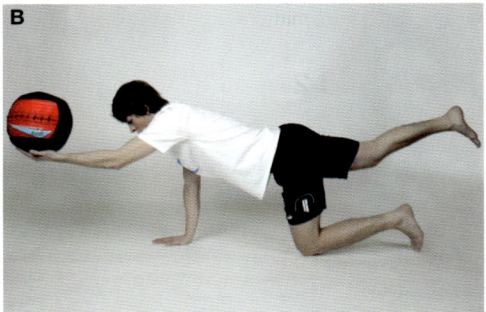

Knie Dich nieder und lege die Handflächen auf den Boden. Die Knie stehen eng beieinander, die Handflächen liegen in Schulterbreite auf. Hebe nun das rechte Bein an und strecke es parallel zum Boden nach hinten. Hebe mit der linken Hand den Ball und strecke diesen weit möglichst nach vorn. Achte beim Einsatz der rechten Hand und des linken Knies auf das Gleichgewicht. Ziehe den linken Arm und das rechte Bein zurück und versuche, mit dem linken Ellbogen das rechte Knie zu berühren. Danach Arm und Bein wieder ausstrecken, bis alle Wiederholungen (siehe Tabelle Seite 119) absolviert sind. Erst danach wechselst Du die Seite. Atme in der gestreckten Position und bei der Ellbogen-Knie-Berührung jeweils aus.

Side Twist im Liegen

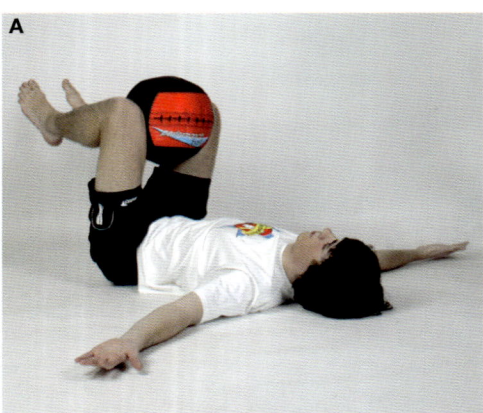

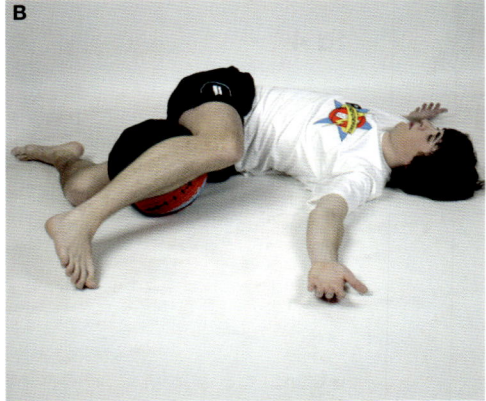

Lege Dich mit dem Rücken auf den Boden, stelle die Füße angewinkelt auf und lege den Ball zwischen die Knie und Schenkel. Breite die Arme in Brusthöhe aus, die Handflächen zeigen nach oben. Drücke Oberkörper und Kopf an den Boden. Ziehe jetzt die Knie zur Brust an, drehe dabei die Hüfte nach links und senke die Beine auf der linken Seite zum Boden. Während der linke Schenkel bereits am Boden liegt, schiebst Du das rechte Bein noch weiter über den Ball. Drehe den Kopf nach rechts und lasse die Knie und den Ball auf die rechte Seite rotieren.
Atme dreimal tief durch die Nase ein und aus, während Du die Beine zur Seite senkst.

Rücken-Trainingsprogramm: Runde eins

Es handelt sich hier um ein achtwöchiges Programm in vier Etappen. Trainiere jeden zweiten Tag (zum Beispiel montags, mittwochs, freitags usw.).

Tage 1 und 2

	Anfänger (Wiederholungen)	Fortgeschrittene (Wiederholungen)	Profis (Wiederholungen)
Side Twist im Sitzen	5	8	10
Guten Morgen im Sitzen	5	8	10

Wiederhole nun erst den Zyklus der beiden Techniken ein **zweites Mal** und beginne erst dann mit den nachfolgenden drei Übungen.

Hocke an der Wand	20 Sekunden	30 Sekunden	40 Sekunden
Grazie am Boden	5 Wiederholungen	8 Wiederholungen	10 Wiederholungen
Side Twist im Liegen	5 Wiederholungen	8 Wiederholungen	10 Wiederholungen

Wiederhole nun erst den Zyklus dieser drei Techniken ein **zweites Mal** und schließe dann die Entspannungsübungen „Sandwich", „Seitenlage" und „Adler" an (siehe Seiten 46 ff.).

Tage 3 und 4

	Anfänger (Wiederholungen)	Fortgeschrittene (Wiederholungen)	Profis (Wiederholungen)
Side Twist im Sitzen	7	10	12
Guten Morgen im Sitzen	7	10	12

Wiederhole nun erst den Zyklus der beiden Techniken ein **zweites Mal** und beginne erst dann mit den nachfolgenden drei Übungen.

Hocke an der Wand	25 Sekunden	35 Sekunden	45 Sekunden
Grazie am Boden	7 Wiederholungen	10 Wiederholungen	12 Wiederholungen
Side Twist im Liegen	7 Wiederholungen	10 Wiederholungen	12 Wiederholungen

Wiederhole nun erst den Zyklus dieser drei Techniken ein **zweites Mal** und schließe dann die Entspannungsübungen „Sandwich", „Seitenlage" und „Adler" an (siehe Seiten 46 ff.).

Tage 5 und 6

	Anfänger (Wiederholungen)	Fortgeschrittene (Wiederholungen)	Profis (Wiederholungen)
Side Twist im Sitzen	9	12	15
Guten Morgen im Sitzen	9	12	15

Wiederhole nun erst den Zyklus der beiden Techniken ein **zweites Mal** und beginne erst dann mit den nachfolgenden drei Übungen.

Hocke an der Wand	30 Sekunden	40 Sekunden	50 Sekunden
Grazie am Boden	9 Wiederholungen	12 Wiederholungen	15 Wiederholungen
Side Twist im Liegen	9 Wiederholungen	12 Wiederholungen	15 Wiederholungen

Wiederhole nun erst den Zyklus dieser drei Techniken ein **zweites Mal** und schließe dann die Entspannungsübungen „Sandwich", „Seitenlage" und „Adler" an (siehe Seiten 46 ff.).

Tag 7

	Anfänger (Wiederholungen)	Fortgeschrittene (Wiederholungen)	Profis (Wiederholungen)
Side Twist im Sitzen	12	15	20
Guten Morgen im Sitzen	12	15	20

Wiederhole nun erst den Zyklus der beiden Techniken ein **zweites Mal** und beginne erst dann mit den nachfolgenden drei Übungen.

Hocke an der Wand	35 Sekunden	45 Sekunden	55 Sekunden
Grazie am Boden	12 Wiederholungen	15 Wiederholungen	20 Wiederholungen
Side Twist im Liegen	12 Wiederholungen	15 Wiederholungen	20 Wiederholungen

Wiederhole nun erst den Zyklus dieser drei Techniken ein **zweites Mal** und schließe dann die Entspannungsübungen „Sandwich", „Seitenlage" und „Adler" an (siehe Seiten 46 ff.).

Nun gibst Du den Ton an

Runde zwei: Wochen 3 und 4

Side Twist

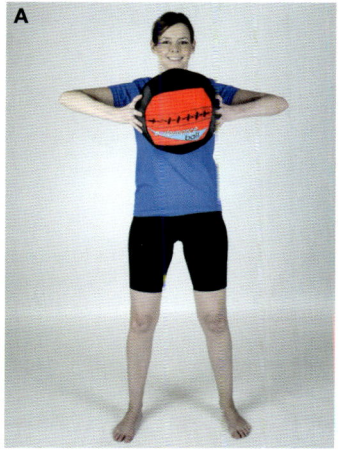 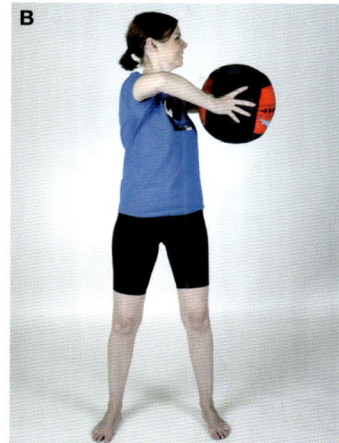

Beginne im Parallelstand und halte den Ball mit angewinkelten Armen vor Deine Brust. Deine Ellbogen sind in Schulterhöhe. Drehe den Oberkörper von einer Seite zur anderen, indem Du die Muskeln von Brust, Bauch und Hüfte einsetzt. Nur der Oberkörper bewegt sich – die Knie stehen ruhig. Alle Wiederholungen erst zu einer Seite drehen – dann die Seite wechseln.
Atme bei jeder Drehung einmal tief aus.

Hocken und Strecken

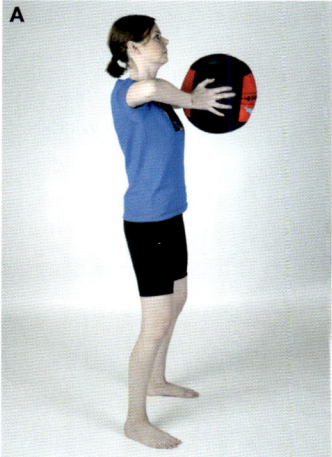 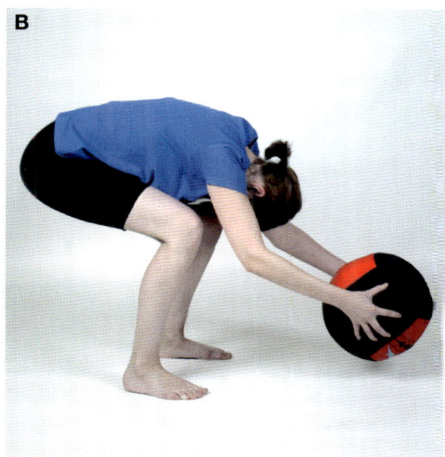

Beginne im Parallelstand und halte den Ball mit angewinkelten Armen vor Deine Brust. Deine Ellbogen sind in Schulterhöhe. Gehe in die Hocke und strecke die Arme nach vorne aus, sodass der Ball weit vor den Füßen über dem Boden schwebt. Du spürst das Stretching in der unteren Rückenhälfte. Bleibe mit den Fersen fest auf dem Boden stehen.

Brücke

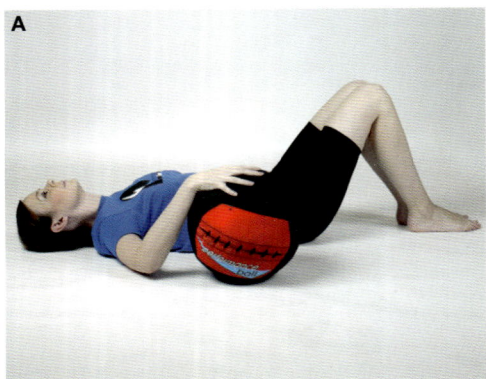

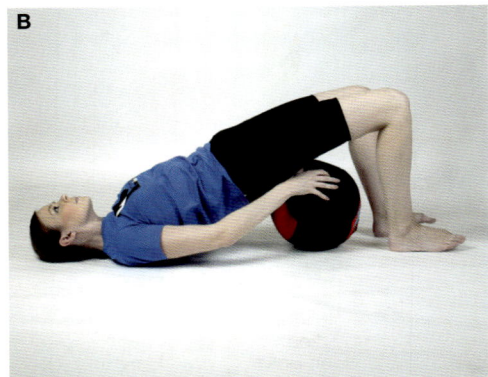

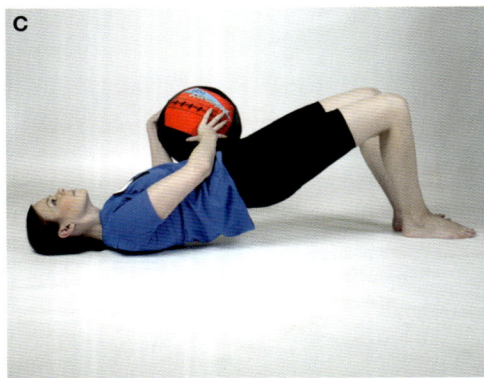

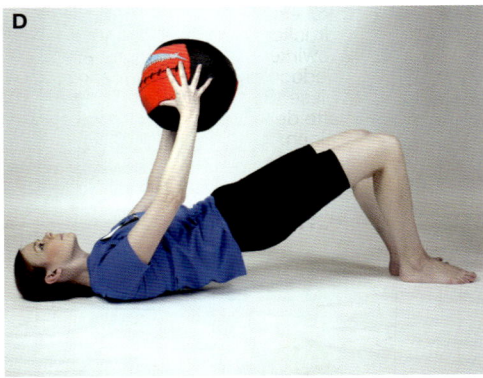

Lege Dich mit angewinkelten Beinen auf den Rücken. Den Ball legst Du rechts von Dir ab. Hebe das Becken an und führe den Ball mit der rechten Hand unter dem Po durch auf die linke Seite. Senke den Po und bringe dann den Ball wieder zurück in die Ausgangposition.
Atme beim Anheben und Absenken des Po. Der Seitenwechsel erfolgt erst nach allen Wiederholungen.

Nun gibst Du den Ton an

Hüfte drei

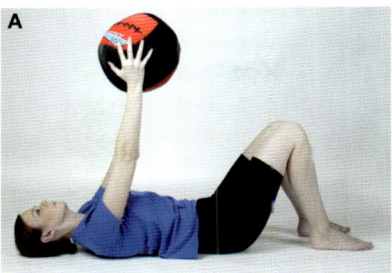

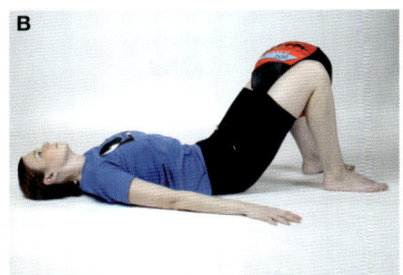

Lege Dich mit angezogenen Beinen auf den Rücken. Die Füße stehen am Boden. Halte den Ball mit den Knien und Schenkeln und hebe das Becken an. Bilde nun eine Brücke, sodass Oberkörper und Schenkel eine Linie bilden. Ein zu starkes Durchdrücken kann Spannungen im Rücken bewirken, ein zu geringes Anheben bringt jedoch nicht die gewünschten Ergebnisse. Bewege Dich rhythmisch und halte den Ball entspannt zwischen den Beinen.
Atme beim Heben aus.

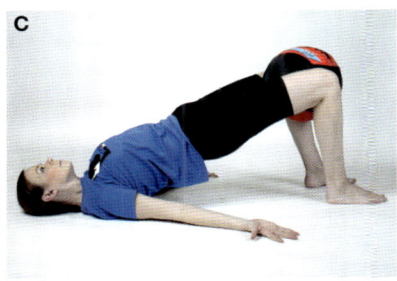

Reichweiten

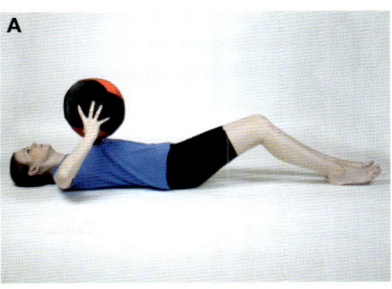

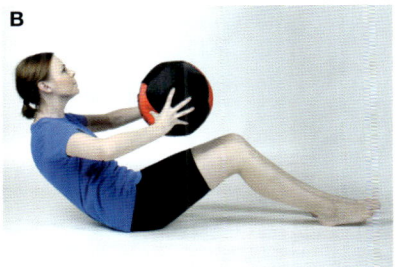

Lege Dich auf den Rücken und halte den Ball fest mit den Händen vor die Brust. Ziehe die Beine leicht an und setze Dich langsam auf. Strecke die Beine in der sitzenden Position aus. Lehne beim Aufsitzen die Arme und den Ball auf Schulter- und Brusthöhe nach vorne über die Füße, bis Du das Stretching in den Schenkeln spürst. Lege Dich nun langsam, Wirbel für Wirbel abrollend, wieder zurück auf den Boden. Achte darauf, dass die Arme dabei gestreckt bleiben und setze den Ball wieder auf der Brust ab. Wiederhole die Übung gemäß der Vorgaben auf Seite 124. Atme jeweils beim Aufsetzen und Hinlegen aus.

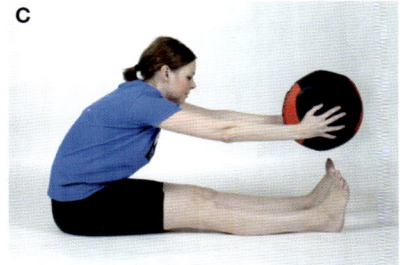

Rücken-Trainingsprogramm: Runde zwei

Es handelt sich hier um ein achtwöchiges Programm in vier Etappen. Trainiere jeden zweiten Tag (zum Beispiel montags, mittwochs, freitags usw.).

Tage 1 und 2

	Anfänger (Wiederholungen)	Fortgeschrittene (Wiederholungen)	Profis (Wiederholungen)
Side Twist	5	8	10
Hocken und Strecken	5	8	10

Wiederhole nun erst den Zyklus der beiden Techniken ein **zweites Mal** und beginne erst dann mit den nachfolgenden drei Übungen.

Brücke	5	8	10
Hüfte drei	5	8	10
Reichweiten	5	8	10

Wiederhole nun erst den Zyklus dieser drei Techniken ein **zweites Mal** und schließe dann die Entspannungsübungen „Sandwich", „Seitenlage" und „Adler" an (siehe Seiten 46 ff.).

Tage 3 und 4

	Anfänger (Wiederholungen)	Fortgeschrittene (Wiederholungen)	Profis (Wiederholungen)
Side Twist	7	10	12
Hocken und Strecken	7	10	12

Wiederhole nun erst den Zyklus der beiden Techniken ein **zweites Mal** und beginne erst dann mit den nachfolgenden drei Übungen.

Brücke	7	10	12
Hüfte drei	7	10	12
Reichweiten	7	10	12

Wiederhole nun erst den Zyklus dieser drei Techniken ein **zweites Mal** und schließe dann die Entspannungsübungen „Sandwich", „Seitenlage" und „Adler" an (siehe Seiten 46 ff.).

Nun gibst Du den Ton an

Tage 5 und 6

	Anfänger (Wiederholungen)	Fortgeschrittene (Wiederholungen)	Profis (Wiederholungen)
Side Twist	9	12	15
Hocken und Strecken	9	12	15

Wiederhole nun erst den Zyklus der beiden Techniken ein **zweites Mal** und beginne erst dann mit den nachfolgenden drei Übungen.

Brücke	9	12	15
Hüfte drei	9	12	15
Reichweiten	9	12	15

Wiederhole nun erst den Zyklus dieser drei Techniken ein **zweites Mal** und schließe dann die Entspannungsübungen „Sandwich", „Seitenlage" und „Adler" an (siehe Seiten 46 ff.).

Tag 7

	Anfänger (Wiederholungen)	Fortgeschrittene (Wiederholungen)	Profis (Wiederholungen)
Side Twist	12	15	20
Hocken und Strecken	12	15	20

Wiederhole nun erst den Zyklus der beiden Techniken ein **zweites Mal** und beginne erst dann mit den nachfolgenden drei Übungen.

Brücke	12	15	20
Hüfte drei	12	15	20
Reichweiten	12	15	20

Wiederhole nun erst den Zyklus dieser drei Techniken ein **zweites Mal** und schließe dann die Entspannungsübungen „Sandwich", „Seitenlage" und „Adler" an (siehe Seiten 46 ff.).

Runde drei: Wochen 5 und 6

Beinkehren

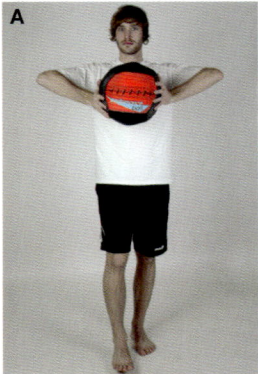 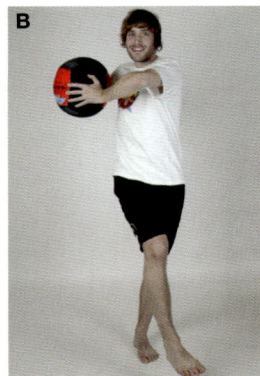

Stelle Dich aufrecht auf das linke Bein und strecke das rechte leicht nach vorn. Halte den Ball vor die Brust. Die Ellbogen sind auf Schulterhöhe. Drehe den Oberkörper und den Ball nach rechts und schwinge dabei das rechte Bein nach links. Dein Becken bleibt ruhig, nur die Bauch- und Hüftmuskeln kontrollieren diese Bewegung.
In der Bewegung bleiben die Beine gestreckt und die Füße sind nach vorn gerichtet. Stelle Dir vor, Du spielst Golf und triffst den Ball mit dem Innenriss Deines Fußes. Erst nach Absolvierung aller Wiederholungen folgt der Seitenwechsel.
Atme bei jedem Richtungswechsel aus.

Football-Hocke

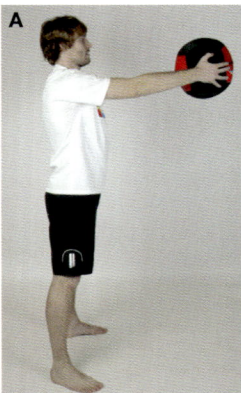 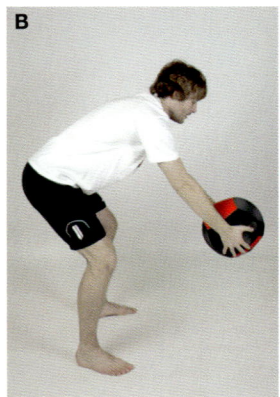 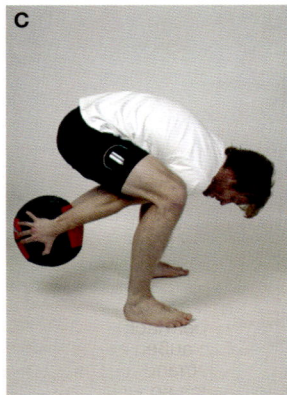

Stelle Dich breitbeinig hin, wobei die Zehen nach außen zeigen. Halte den Ball mit gestreckten Armen auf Schulterhöhe vor Dich. Gehe nun in die Hocke, lehne Dich nach vorn und reiche den Ball durch die Beine hindurch soweit es geht nach hinten. Jetzt wird der Rücken gestreckt, sodass Du ein perfektes Stretching spürst. Atme beim Hinuntergehen, in der Hocke und beim Aufstehen jeweils aus. Dann gehst Du zurück in die Ausgangsposition und absolvierst, wie auf Seite 129 ff. angegeben, die Wiederholungen.

Hocken und Ball halten

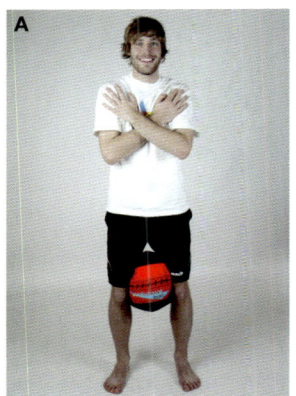 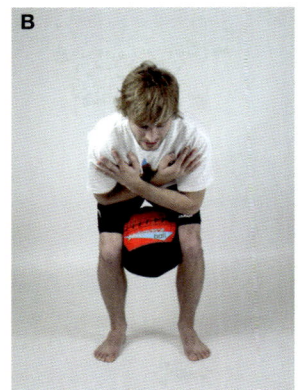

Beginne im Parallelstand, Du hast den Ball zwischen Knien und Schenkeln eingeklemmt. Überkreuze die Arme vor der Brust, lehne Dich leicht nach vorn und gehe in den halben Hockstand. Achte darauf auch die Hüfte und Knie zu bewegen – nicht nur den Rücken! Dein Gewicht lastet nun auf den Fußballen. Halte den Ball gleichmäßig mit den Beinen fest und bewege Dich rhythmisch.
Atme im Hockstand aus.

Sit-Up, Knie und Hüfte

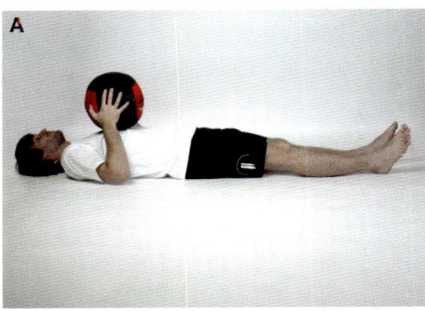 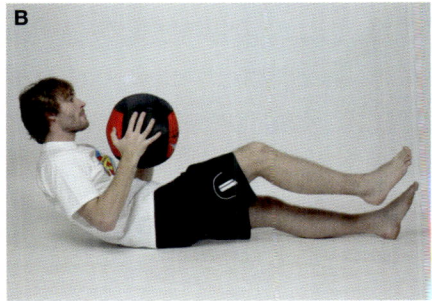

Lege Dich auf den Rücken, strecke die Beine aus und halte den Ball fest an die Brust. Setze Dich lang-sam auf und spüre, wie sich die Wirbel einzeln abrollen. Ziehe beim Aufsitzen das rechte Knie an und drehe der Oberkörper nach rechts. Die Bewegung sieht von außen aus, als würdest Du den Ball an jemand hinter Dir weitergeben. Drehe Dich so weit es geht, langsam und mit Kontrolle wieder zurück in die Ausgangsposition auf den Boden. Beim Aufrichten und Hinlegen jeweils ausatmen.
Wenn Dir die Übung zu schwierig ist, dann winkle das Knie leicht an, um den Druck vom Rücken zu nehmen.

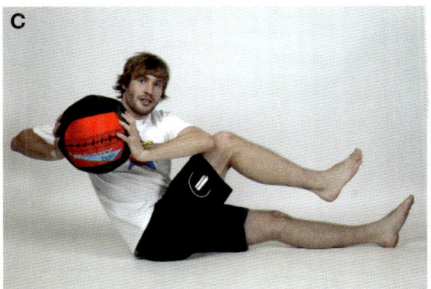

Sit-Up mit Ballübergabe

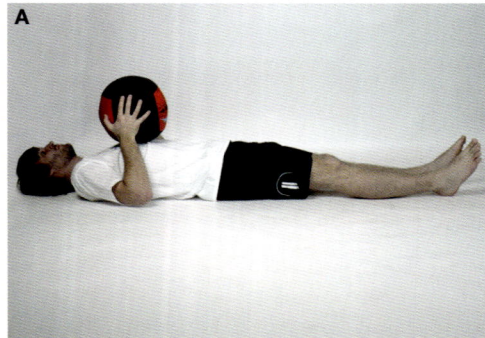

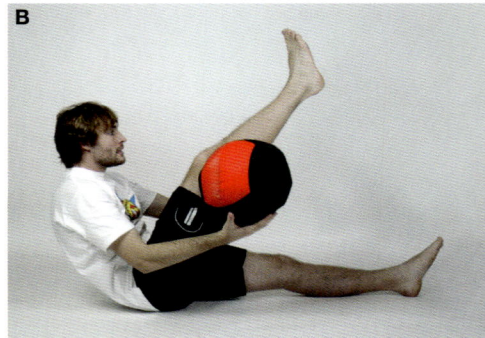

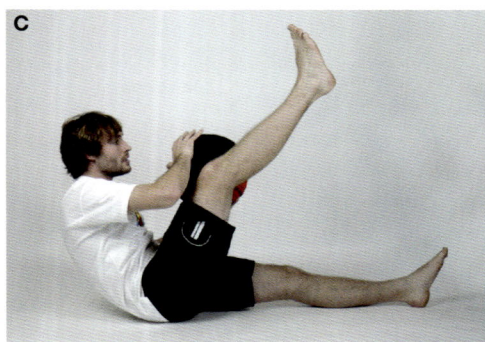

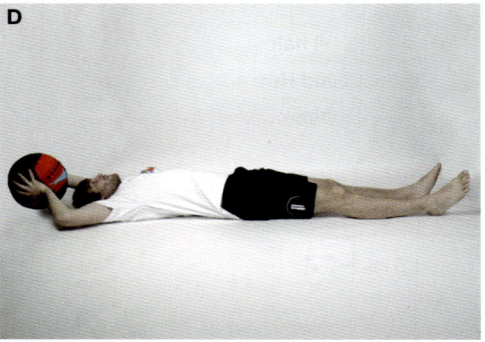

Lege Dich auf den Rücken, strecke die Beine aus und halte den Ball an die Brust. Setze Dich halb auf und spüre, wie sich die Wirbelsäule langsam abrollt. Hebe beim Aufsitzen ein Bein ausgestreckt an und führe den Ball unter dem Bein hindurch. Senke den Oberkörper und das Bein wieder ab. Hebe mit der nächsten Wiederholung dasselbe Bein an, wechsle aber die Richtung der Ballübergabe.
Atme jeweils beim Aufsetzen, der Ballübergabe und beim Hinlegen aus. Wechsle erst nach allen Wiederholungen das Bein.
Wenn Dir die Übung zu schwierig ist, dann winkle das Knie um 45 Grad an, um den Druck vom Rücken zu nehmen.

Rücken-Trainingsprogramm: Runde drei

Es handelt sich hier um ein achtwöchiges Programm in vier Etappen. Trainiere jeden zweiten Tag (zum Beispiel montags, mittwochs, freitags usw.).

Tage 1 und 2

	Anfänger (Wiederholungen)	Fortgeschrittene (Wiederholungen)	Profis (Wiederholungen)
Beinkehren	7	9	12
Football-Hocke	7	9	12

Wiederhole nun erst den Zyklus der beiden Techniken ein **zweites Mal** und beginne erst dann mit den nachfolgenden drei Übungen.

Hocken und Ball halten	7	9	12
Sit-Ups, Knie und Hüfte	7	9	12
Sit-Ups mit Ballübergabe	7	9	12

Wiederhole nun erst den Zyklus dieser drei Techniken ein **zweites Mal** und schließe dann die Entspannungsübungen „Sandwich", „Seitenlage" und „Adler" an (siehe Seiten 46 ff.).

Tage 3 und 4

	Anfänger (Wiederholungen)	Fortgeschrittene (Wiederholungen)	Profis (Wiederholungen)
Beinkehren	9	12	15
Football-Hocke	9	12	15

Wiederhole nun erst den Zyklus der beiden Techniken ein **zweites Mal** und beginne erst dann mit den nachfolgenden drei Übungen.

Hocken und Ball halten	9	12	15
Sit-Ups, Knie und Hüfte	9	12	15
Sit-Ups mit Ballübergabe	9	12	15

Wiederhole nun erst den Zyklus dieser drei Techniken ein **zweites Mal** und schließe dann die Entspannungsübungen „Sandwich", „Seitenlage" und „Adler" an (siehe Seiten 46 ff.).

Tage 5 und 6

	Anfänger (Wiederholungen)	Fortgeschrittene (Wiederholungen)	Profis (Wiederholungen)
Beinkehren	12	15	20
Football-Hocke	12	15	20

Wiederhole nun erst den Zyklus der beiden Techniken ein **zweites Mal** und beginne erst dann mit den nachfolgenden drei Übungen.

Hocken und Ball halten	12	15	20
Sit-Ups, Knie und Hüfte	12	15	20
Sit-Ups mit Ballübergabe	12	15	20

Wiederhole nun erst den Zyklus dieser drei Techniken ein **zweites Mal** und schließe dann die Entspannungsübungen „Sandwich", „Seitenlage" und „Adler" an (siehe Seiten 46 ff.).

Tag 7

	Anfänger (Wiederholungen)	Fortgeschrittene (Wiederholungen)	Profis (Wiederholungen)
Beinkehren	15	20	25
Football-Hocke	15	20	25

Wiederhole nun erst den Zyklus der beiden Techniken ein **zweites Mal** und beginne erst dann mit den nachfolgenden drei Übungen.

Hocken und Ball halten	15	20	25
Sit-Ups, Knie und Hüfte	15	20	25
Sit-Ups mit Ballübergabe	15	20	25

Wiederhole nun erst den Zyklus dieser drei Techniken ein **zweites Mal** und schließe dann die Entspannungsübungen „Sandwich", „Seitenlage" und „Adler" an (siehe Seiten 46 ff.).

Nun gibst Du den Ton an

Runde vier: Wochen 7 und 8

Guten Morgen mit Drehung

Beginne im Parallelstand, die Füße stehen etwas schmaler als Deine Schultern breit sind. Halte in der Startposition den Ball mit gestreckten Armen vor Dich nach unten. Beuge Dich gerade nach unten und berühre mit dem Ball den Boden vor den Füßen. Stelle Dich dann wieder gerade auf, halte den Ball an die Brust und drehe den Oberkörper zur Seite. Achte während der Drehung darauf, dass die Ellbogen in Brusthöhe bleiben. Drehe den Oberkörper wieder nach vorn und wechsle mit jeder Wiederholung die Drehrichtung.
Jeweils beim Bücken und Drehen ausatmen.

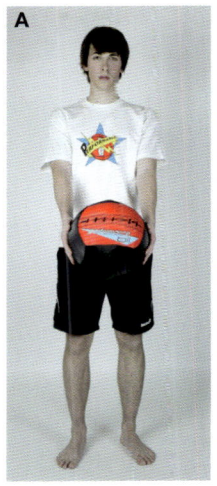 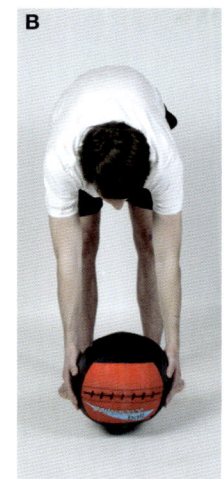 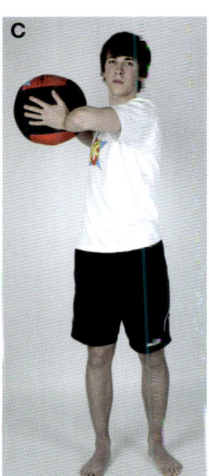

Hocken und Drücken

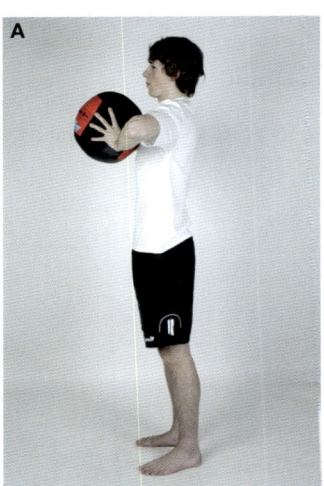 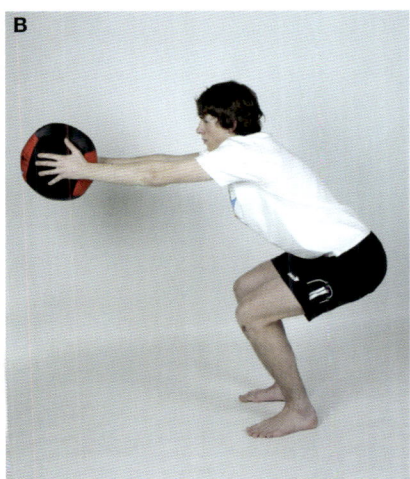

Beginne im Parallelstand und halte den Ball mit angewinkelten Armen vor Deine Brust. Die Ellbogen sind auf Schulterhöhe. Gehe langsam in die Hocke bis sich die Schenkel so parallel wie möglich zum Boden befinden und strecke den Ball nach vorn – Blickrichtung vorwärts. Die Füße, besonders die Zehen, stehen fest am Boden. Beim Aufstehen gleichzeitig den Ball zurück an die Brust führen und die Schulterblätter dabei zusammenziehen.
Beim Hinuntergehen tief einatmen, in der Hocke ausatmen, beim Aufstehen wieder einatmen.

Knie hoch und Verbeugen

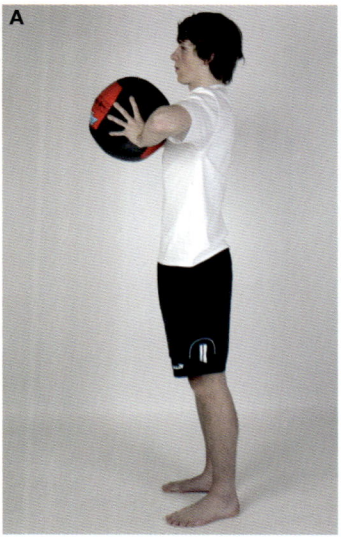
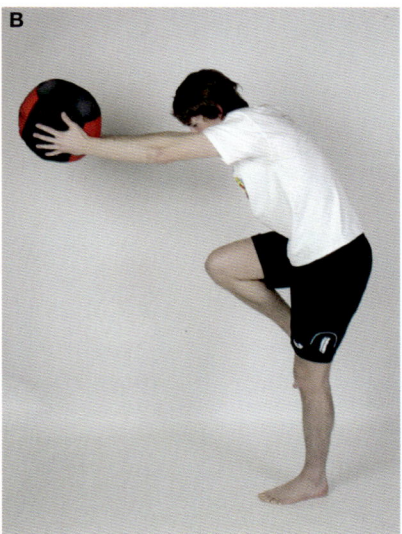

Beginne im Parallelstand und halte den Ball mit angewinkelten Armen in Ellbogenhöhe vor die Brust. Winkle ein Bein an, sodass der Oberschenkel parallel zum Boden zeigt. Lehne gleichzeitig den Oberkörper nach vorn und strecke die Arme und den Ball so weit es geht von Dir weg. Dabei senkst Du den Kopf und wölbst den Rücken. Verlagere das Gewicht auf Dein Standbein. Stehe dann wieder auf beiden Beinen aufrecht und bringe den Ball zurück an die Brust. Deine Ellbogen sind in Schulterhöhe angewinkelt und die Schulterblätter zusammengezogen.
Atme beim Wegdrücken und Heranziehen des Balls aus. Erst nach allen Wiederholungen kommt der Seitenwechsel.

Sit-Ups mit gestrecktem Bein

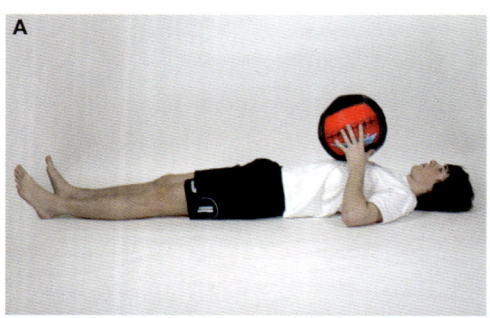
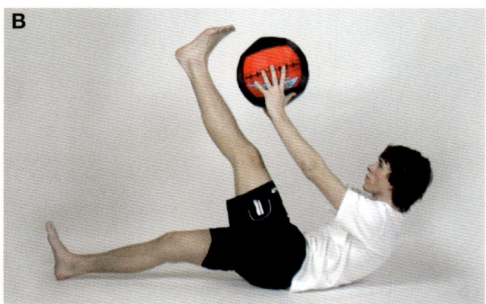

Lege Dich entspannt auf den Rücken, strecke die Beine aus und halte den Ball mit beiden Händen gegen die Brust. Die Ellbogen sind nach außen gerichtet. Setze Dich halb auf und spüre, wie sich die Wirbelsäule langsam abrollt. Hebe beim Aufsitzen das rechte Bein gestreckt an und berühre mit dem Ball die Zehen des rechten Fußes. Jetzt spürst Du die Dehnung in der Hüfte. Erst kommen alle Wiederholungen, dann wird die Seite gewechselt.
Atme jeweils beim Aufsitzen und Hinlegen aus.

Pass im Sitzen

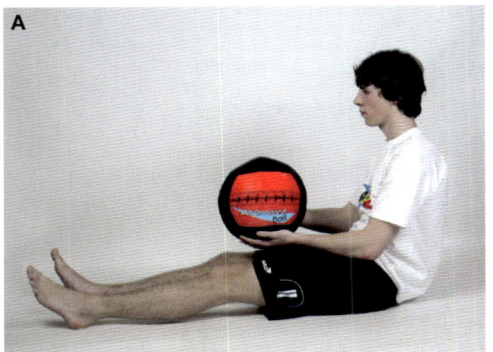

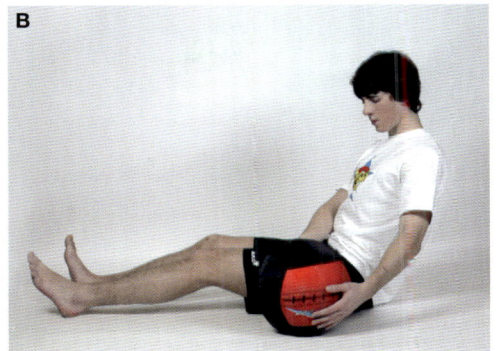

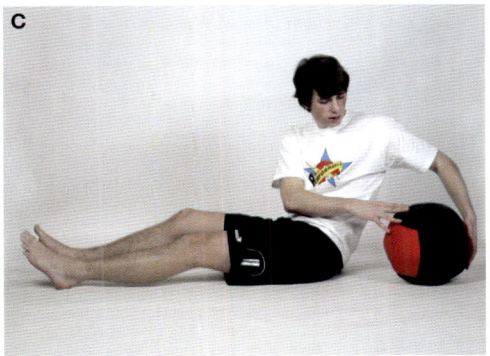

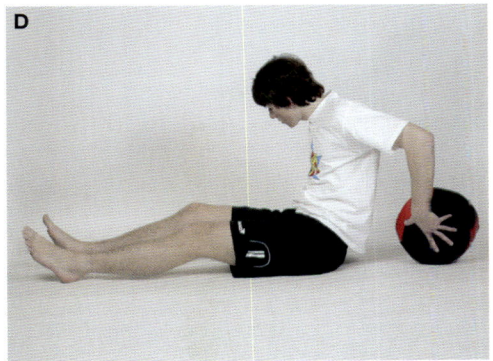

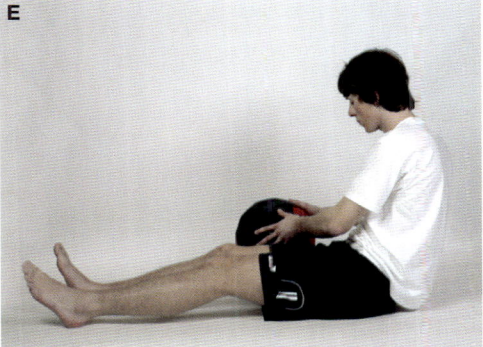

Setze Dich mit leicht angewinkelten Knien hin. Die Fersen berühren den Boden. Halte den Ball mit beider Händen an der linken Hüftseite. Lehne Dich etwas zurück, bis Deine Bauchmuskeln angespannt sind – der Po bleibt am Boden. Rolle den Ball auf der linken Seite so weit es geht hinter den Körper, drehe den Oberkörper nach rechts, greife den Ball mit beiden Händen und lege ihn wieder auf der linken Seite ab. Erst nach allen Wiederholungen wird die Seite gewechselt.
Atme bei jedem Drehen aus.

Rücken-Trainingsprogramm: Runde vier

Es handelt sich hier um ein achtwöchiges Programm in vier Etappen. Trainiere jeden zweiten Tag (zum Beispiel montags, mittwochs, freitags usw.).

Tage 1 und 2

	Anfänger (Wiederholungen)	Fortgeschrittene (Wiederholungen)	Profis (Wiederholungen)
Guten Morgen mit Drehung	7	9	12
Hocken und Drücken	7	9	12

Wiederhole nun erst den Zyklus der beiden Techniken ein **zweites Mal** und beginne erst dann mit den nachfolgenden drei Übungen.

Knie hoch und Verbeugen	7	9	12
Sit-Ups mit gestrecktem Bein	7	9	12
Pass im Sitzen	7	9	12

Wiederhole nun erst den Zyklus dieser drei Techniken ein **zweites Mal** und schließe dann die Entspannungsübungen „Sandwich", „Seitenlage" und „Adler" an (siehe Seiten 46 ff.).

Tage 3 und 4

	Anfänger (Wiederholungen)	Fortgeschrittene (Wiederholungen)	Profis (Wiederholungen)
Guten Morgen mit Drehung	9	12	15
Hocken und Drücken	9	12	15

Wiederhole nun erst den Zyklus der beiden Techniken ein **zweites Mal** und beginne erst dann mit den nachfolgenden drei Übungen.

Knie hoch und Verbeugen	9	12	15
Sit-Ups mit gestrecktem Bein	9	12	15
Pass im Sitzen	9	12	15

Wiederhole nun erst den Zyklus dieser drei Techniken ein **zweites Mal** und schließe dann die Entspannungsübungen „Sandwich", „Seitenlage" und „Adler" an (siehe Seiten 46 ff.).

Nun gibst Du den Ton an

Tage 5 und 6

	Anfänger (Wiederholungen)	Fortgeschrittene (Wiederholungen)	Profis (Wiederholungen)
Guten Morgen mit Drehung	12	15	20
Hocken und Drücken	12	15	20

Wiederhole nun erst den Zyklus der beiden Techniken ein **zweites Mal** und beginne erst dann mit den nachfolgenden drei Übungen.

Knie hoch und Verbeugen	12	15	20
Sit-Ups mit gestrecktem Bein	12	15	20
Pass im Sitzen	12	15	20

Wiederhole nun erst den Zyklus dieser drei Techniken ein **zweites Mal** und schließe dann die Entspannungsübungen „Sandwich", „Seitenlage" und „Adler" an (siehe Seiten 46 ff.).

Tag 7

	Anfänger (Wiederholungen)	Fortgeschrittene (Wiederholungen)	Profis (Wiederholungen)
Guten Morgen mit Drehung	15	20	25
Hocken und Drücken	15	20	25

Wiederhole nun erst den Zyklus der beiden Techniken ein **zweites Mal** und beginne erst dann mit den nachfolgenden drei Übungen.

Knie hoch und Verbeugen	15	20	25
Sit-Ups mit gestrecktem Bein	15	20	25
Pass im Sitzen	15	20	25

Wiederhole nun erst den Zyklus dieser drei Techniken ein **zweites Mal** und schließe dann die Entspannungsübungen „Sandwich", „Seitenlage" und „Adler" an (siehe Seiten 46 ff.).

Nachwort

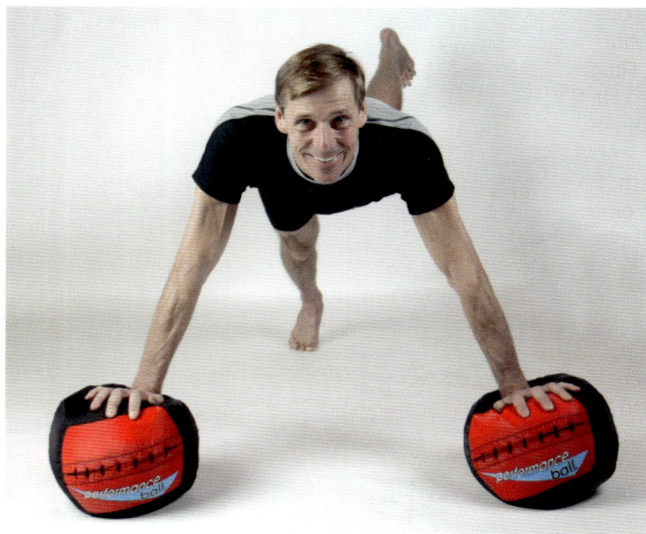

Niemand kennt Dich besser als Du selbst. Dein Wohlbefinden, Deine Fitness, Dein Körper, Du bist Dein bester Freund. Nur Du kannst die Erfolge der Übungen ernten.

Lebenszeit ist ein wichtiges Wort. Lass es Dir auf der Zunge zergehen und denke darüber nach. Es ist Deine Lebenszeit. Tue etwas dafür – jetzt!

Allen Übungen voran steht das Ziel, eine möglichst hohe Bereitschaft Deines Körpers zu erreichen, damit er physisch und psychisch für alle Lebensphasen gerüstet ist. Deshalb: „Ready, steady, go! Auf die Plätze, fertig, los!" Diese Einstellung ist die beste Vorbeugung für den Körper, um sich für das ganze Leben zu wappnen und die Bewegungsunfähigkeit zu gewährleisten, die wir für ein gesundes Leben brauchen. Also, bleibe am Ball!

Ralf Hennig

Danksagung

An meine Eltern, die mir beigebracht haben, großzügig zu sein, Integrität zu haben und ehrlich zu sein. In der Mitte ihrer eintönigen und nie enden wollenden Arbeit fanden sie die Zeit, mir Werte wie Mut, Rassentoleranz, Disziplin, ein starkes Arbeitsethos, Höflichkeit, Pünktlichkeit und Rücksicht zu lehren, indem sie mir diese Tugenden selbst vorlebten. Dies hat mir sehr dabei geholfen, mein Wertegefühl zu entwickeln.

Meinen Kindern, Liesl und William (Wilhelm), die mir jeden Tag ein Lachen schenken – und manchmal auch einen hohen Blutdruck. Ein Blick auf ihr sorgenfreies Leben gibt mir jeden Tag von neuem Kraft und Stärke.

Meinen Geschwistern Mario, Christine und Angelika. Ich habe begriffen, dass ohne Geschwister die Welt sehr viel kleiner wäre.

An US-Präsident Bill Clinton und US-Außenministerin Hillary Clinton. Die Gesundheitsfürsorge unserer Nation ist beiden ein sehr wichtiges Anliegen. Sie haben mir gezeigt, dass sie nicht nur über das Bedürfnis nach einer besseren Gesundheit in Amerika reden, sie leben selbst diese vorbeugende Gesundheitsfürsorge. Trotz ihrer intensiven Arbeit nehmen sie sich die Zeit, um gesund und fit zu bleiben, und erfüllen dennoch ihr sehr hohes Pensum.

An alle meine Klienten, die mir vertrauen. Und ein ganz spezieller Dank an all diejenigen, die ihre Meinungen in diesem Buch zum Ausdruck bringen.

Ein Dank auch an die Bäckerei-Konditorei Remsperger in Flörsheim für die vielen Köstlichkeiten bei meinem Deutschlandbesuch. An meine Familie und alle Freunde, die mich tatkräftig bei den Fotoaufnahmen unterstützt haben.

An den Fußballverein Germania Weilbach und alle Models, die bei den Fotoaufnahmen für dieses Buch mitgewirkt haben.

An die Fotografin Anna Tuller, die tausende Fotos geschossen hat und am Tag drauf nur noch mit Mühe ihren Arm bewegen konnte.

Und an Dietmar Pörner, der die deutsche Ausgabe meines Buches *Fit mit der Hennig-Methode* geschrieben hat.

Anhang

Sportarten-spezifische Übungen

Kraft, Kondition und vor allem Körperkoordination, die Du Dir mit den Übungen aus meinem Buch aneignen kannst, verbessern nicht nur Deine sportlichen Fähigkeiten. Du kannst diese Verbesserungen auch bestens im Alltag einsetzen. Für die folgende Übersicht habe ich meine Übungen einer Auswahl populärer Sportarten zugeordnet. So findest Du zu Deinem Lieblingssport leicht die passenden Übungen mit dem *Performance-Ball*.

Allen Übungen voran steht das Ziel, eine möglichst hohe Leistungsfähigkeit Deines Körpers zu erreichen, damit er physisch und psychisch für alle Lebensphasen gerüstet ist. „Ready, steady, go! Auf die Platze, fertig, los!" Dies ist zweifelsohne die beste Vorbeugung für den Körper, um sich für das ganze Leben bestmöglich vor Verletzungen und Bewegungsunfähigkeit zu schützen. Also, bleibe am Ball!

Die Four-Way-Burn-Übungen

Übungen der ersten Runde
1. Push it (S. 33)
2. Saturn (S. 34)
3. Side Twist (S. 35)
4. Schaukelstuhl (S. 36)
5. Hocken und Drücken (S. 37)
6. Hula-Hoop (S. 38–39)
7. Kicken und Fangen (S. 40–41)
8. Paradeschritt (S. 42)
9. Guten Morgen (S. 43)
10. Diskusschwingen (S. 44)

Übungen der zweiten Runde
1. Spirale (S. 50–51)
2. Push it für Profis (S. 52)
3. Diagonales Holzhacken (S. 53)
4. Golfschwung (S. 54)
5. Turm von Pisa (S. 55)
6. Powerhocke (S. 56)
7. Kneten (S. 57)
8. Spiderman (S. 58)
9. Beinpass (S. 59)
10. Beinkehren (S. 60)

Übungen der dritten Runde
1. Hoch das Knie (S. 63)
2. Schleife (S. 64–65)
3. Football-Hocke (S. 66)
4. Atlas (S. 67)
5. Schenkel- und Schienbeintritt (S. 68)
6. Jonglieren (S. 69)
7. Weltreise (S. 70)
8. Pinocchio (S. 71)
9. Torero (S. 72–73)
10. Spagat (S. 74)

Übungen der vierten Runde
1. Guten Morgen mit Side Twist (S. 77)
2. Rennfahrer (S. 78)
3. Huhn (S. 79)
4. Achterbahn (S. 80–81)
5. Einwurf (S. 82–83)
6. Halbmond (S. 84)
7. Pullover (S. 85)
8. Ausfallschritt mit Drehung und Kick (S. 86)
9. Schiffschaukel (S. 87)
10. Ab und auf (S. 88–89)

Entspannungsübungen
Sandwich (S. 46)
Seitenlage (S. 47)
Adler (S. 48)

Sportarten-spezifische Übungen

Fechten:

1. Monat: Saturn, Side Twist, Schaukelstuhl, Hocken und Drücken, Hula-Hoop, Kicken und Fangen, Paradeschritt, Guten Morgen, Diskusschwingen.

2. Monat: Spirale, Push it für Profis, Diagonales Holzhacken, Powerhocke, Kneten, Beinpass.

3. Monat: Atlas, Schenkel- und Schienbeintritt, Jonglieren, Weltreise, Pinocchio, Torero.

4. Monat: Guten Morgen mit Side Twist, Rennfahrer, Achterbahn, Pullover, Ausfallschritt mit Drehung und Kick.

Boxen:

1. Monat: Push it, Saturn, Side Twist, Schaukelstuhl, Hula-Hoop, Kicken und Fangen, Diskusschwung.

2. Monat: Spirale, Push it für Profis, Power-Hocke, Kneten

3. Monat: Atlas, Jonglieren, Weltreise, Torero.

4. Monat: Guten Morgen mit Side Twist, Rennfahrer, Pullover, Schiffschaukel, Ab und auf.

Basketball:

1. Monat: Push it, Saturn, Side Twist, Schaukelstuhl, Hula-Hoop, Kicken und Fangen, Guten Morgen, Diskusschwingen.

2. Monat: Spirale, Push it für Profis, Diagonales Holzhacken, Golfschwung, Turm von Pisa, Powerhocke, Kneten, Beinpass, Beinkehren.

3. Monat: Hoch das Knie, Schleife, Football-Hocke, Atlas, Schenkel- und Schienbeintritt, Jonglieren, Weltreise, Pinocchio, Torero, Spagat.

4. Monat: Guten Morgen mit Side Twist, Rennfahrer, Huhn, Achterbahn, Einwurf, Halbmond, Pullover, Ausfallschritt mit Drehung und Kick, Schiffschaukel, Ab und auf.

Radfahren:

1. Monat: Push it, Saturn, Hocken und Drücken, Diskusschwinger

2. Monat: Spirale, Power-Hocke, Kneten.

3. Monat: Atlas, Schenkel- und Schienbeintritt.

4. Monat: Rennfahrer.

Kegeln, Bowling:

1. Monat: Push it, Side Twist, Hocken und Drücken, Hula-Hoop, Paradeschritt, Guten Morgen, Diskusschwingen.

2. Monat: Spirale, Golfschwung, Power-Hocke, Kneten, Spiderman, Beinpass, Beinkehren.

3. Monat: Hoch das Knie, Schleife, Football-Hocke, Atlas, Schenkel- und Schienbeintritt, Weltreise, Torero.

4. Monat: Guten Morgen mit Side Twist, Rennfahrer, Huhn, Achterbahn, Pullover, Ausfallschritt mit Drehung und Kick.

Kanu, Canyoning:

1. Monat: Push it, Saturn.

2. Monat: Diagonales Holzhacken, Kneten, Beinkehren.

3. Monat: Hoch das Knie, Schleife, Atlas, Schenkel- und Schienbeintritt, Weltreise, Torero.

4. Monat: Guten Morgen mit Side Twist, Pullover.

Tischtennis:

1. Monat: Push it, Saturn, Side Twist, Hula-Hoop, Kicken und Fangen, Guten Morgen, Diskusschwingen.

2. Monat: Spirale, Push it für Profis, Diagonales Holzhacken, Golfschwung, Power-Hocke, Kneten, Beinkehren.

3. Monat: Football-Hocke, Atlas, Schenkel- und Schienbeintritt, Jonglieren, Torero.

4. Monat: Guten Morgen mit Side Twist, Rennfahrer, Achterbahn, Schiffschaukel.

Tennis, Squash, Badminton:

1. Monat: Push it, Saturn, Side Twist, Schaukelstuhl, Hocken und Drücken, Hula-Hoop, Kicken und Fangen, Paradeschritt, Guten Morgen, Diskusschwingen.

2. Monat: Spirale, Push it für Profis, Diagonales Holzhacken, Golfschwung, Turm von Pisa, Power-Hocke, Kneten, Spiderman, Beinpass, Beinkehren.

3. Monat: Hoch das Knie, Schleife, Football-Hocke, Atlas, Schenkel- und Schienbeintritt, Jonglieren, Weltreise, Pinocchio, Torero, Spagat.

4. Monat: Guten Morgen mit Side Twist, Rennfahrer, Huhn, Achterbahn, Einwurf, Halbmond, Pullover, Ausfallschritt mit Drehung und Kick, Schiffschaukel, Ab und auf.

Reiten:

1. Monat: Push it, Saturn, Side Twist, Hocken und Drücken, Diskusschwingen.

2. Monat: Spirale, Diagonales Holzhacken, Kneten, Beinkehren.

3. Monat: Hoch das Knie, Football-Hocke, Atlas, Torero.

4. Monat: Guten Morgen mit Side Twist, Pullover.

American Football & Rugby:

1. Monat: Push it, Side Twist, Schaukelstuhl, Hocken und Drücken, Hula-Hoop, Kicken und Fangen, Paradeschritt, Guten Morgen, Diskusschwingen.

2. Monat: Spirale, Push it für Profis, Diagonales Holzhacken, Golfschwung, Turm von Pisa, Powerhocke, Kneten, Spiderman, Beinpass, Beinkehren.

3. Monat: Hoch das Knie, Schleife, Football-Hocke, Atlas, Schenkel- und Schienbeintritt, Jonglieren, Weltreise, Pinocchio, Torero, Spagat.

4. Monat: Guten Morgen mit Side Twist, Huhn, Achterbahn, Einwurf, Halbmond, Pullover, Ausfallschritt mit Drehung und Kick, Schiffschaukel, Ab und auf.

Golf:

1. Monat: Saturn, Side Twist, Hula-Hoop, Guten Morgen.

2. Monat: Spirale, Diagonales Holzhacken, Golfschwung, Turm von Pisa, Kneten, Beinkehren.

3. Monat: Schleife, Football-Hocke, Atlas, Jonglieren, Weltreise, Torero, Spagat.

4. Monat: Guten Morgen mit Side Twist, Rennfahrer, Achterbahn, Pullover.

Gymnastik:

1. Monat: Saturn, Side Twist, Schaukelstuhl, Hocken und Drücken, Hula-Hoop, Kicken und Fangen, Paradeschritt, Guten Morgen, Diskusschwingen.

2. Monat: Spirale, Push it für Profis, Diagonales Holzhacken, Golfschwung, Turm von Pisa, Powerhocke, Kneten, Spiderman, Beinpass, Beinkehren.

3. Monat: Hoch das Knie, Schleife, Football-Hocke, Atlas, Schenkel- und Schienbeintritt, Jonglieren, Weltreise, Pinocchio, Torero, Spagat.

4. Monat: Guten Morgen mit Side Twist, Rennfahrer, Huhn, Achterbahn, Einwurf, Halbmond, Pullover, Ausfallschritt mit Drehung und Kick, Schiffschaukel, Ab und auf.

Handball:

1. Monat: Push it, Saturn, Schaukelstuhl, Hocken und Drücken, Hula-Hoop, Kicken und Fangen, Paradeschritt, Guten Morgen, Diskusschwingen.

2. Monat: Spirale, Push it für Profis, Diagonales Holzhacken, Golfschwung, Turm von Pisa, Powerhocke, Kneten, Spiderman, Beinpass, Beinkehren.

3. Monat: Hoch das Knie, Schleife, Football-Hocke, Atlas, Schenkel- und Schienbeintritt, Jonglieren, Weltreise, Pinocchio, Torero, Spagat.

4. Monat: Guten Morgen mit Side Twist, Rennfahrer, Huhn, Achterbahn, Einwurf, Halbmond, Pullover, Ausfallschritt mit Drehung und Kick, Schiffschaukel, Ab und auf.

Sportklettern:

1. Monat: Push it, Saturn, Side Twist, Schaukelstuhl, Hocken und Drücken, Guten Morgen, Diskusschwingen.

2. Monat: Spirale, Diagonales Holzhacken, Turm von Pisa, Kneten, Spiderman, Beinkehren.

3. Monat: Schleife, Football-Hocke, Atlas, Schenkel- und Schienbeintritt, Jonglieren, Weltreise, Pinocchio, Torero, Spagat.

4. Monat: Guten Morgen mit Side Twist, Rennfahrer, Huhn, Achterbahn, Einwurf, Halbmond, Pullover.

Eishockey, Feldhockey:

1. Monat: Push it, Saturn, Side Twist, Hocken und Drücken, Hula-Hoop, Kicken und Fangen, Paradeschritt, Guten Morgen, Diskusschwingen.

2. Monat: Spirale, Push it für Profis, Diagonales Holzhacken, Golfschwung, Turm von Pisa, Kneten, Spiderman, Beinpass.

3. Monat: Hoch das Knie, Schleife, Football-Hocke, Atlas, Schenkel- und Schienbeintritt, Jonglieren, Weltreise, Torero, Spagat.

4. Monat: Guten Morgen mit Side Twist, Huhn, Achterbahn, Ausfallschritt mit Drehung und Kick, Schiffschaukel, Ab und auf.

Rennen, Walken, Joggen:

1. Monat: Hocken und Drücken, Hula-Hoop, Kicken und Fangen, Guten Morgen.

2. Monat: Turm von Pisa, Beinpass, Beinkehren.

3. Monat: Hoch das Knie, Football-Hocke, Atlas, Schenkel- und Schienbeintritt, Weltreise, Pinocchio, Torero, Spagat.

4. Monat: Guten Morgen mit Side Twist, Huhn, Einwurf, Ausfallschritt mit Drehung und Kick, Schiffschaukel.

Karate, Taekwondo, Kung-Fu, Judo, Tai-Chi, Kickboxen:

1. Monat: Push it, Saturn, Side Twist, Schaukelstuhl, Hocken und Drücken, Hula-Hoop, Kicken und Fangen, Guten Morgen, Diskusschwingen.

2. Monat: Spirale, Push it für Profis, Diagonales Holzhacken, Golfschwung, Turm von Pisa, Powerhocke, Kneten, Spiderman, Beinpass, Beinkehren.

3. Monat: Hoch das Knie, Schleife, Football-Hocke, Atlas, Schenkel- und Schienbeintritt, Jonglieren, Weltreise, Pinocchio, Torero, Spagat.

4. Monat: Guten Morgen mit Side Twist, Rennfahrer, Huhn, Achterbahn, Einwurf, Halbmond, Pullover, Ausfallschritt mit Drehung und Kick, Schiffschaukel, Ab und auf.

Snowboarden, Skateboarden:

1. Monat: Push it, Side Twist, Hocken und Drücken, Hula-Hoop, Guten Morgen, Diskusschwingen.

2. Monat: Spirale, Push it für Profis, Diagonales Holzhacken, Golfschwung, Turm von Pisa, Powerhocke, Beinpass.

3. Monat: Football-Hocke, Jonglieren, Weltreise, Pinocchio, Torero

4. Monat: Guten Morgen mit Side Twist, Huhn, Pullover, Schiffschaukel, Ab und auf.

Inline-Skaten, Eisskaten, Speed-Skaten:

1. Monat: Push it, Saturn, Side Twist, Hocken und Drücken, Hula-Hoop, Diskusschwingen.

2. Monat: Spirale, Push it für Profis, Turm von Pisa, Powerhocke, Spiderman, Beinpass, Beinkehren.

3. Monat: Hoch das Knie, Schleife, Jonglieren, Weltreise, Spagat.

4. Monat: Guten Morgen mit Side Twist, Achterbahn, Schiffschaukel

Skifahren (alpin):

1. Monat: Push it, Saturn, Side Twist, Hocken und Drücken, Kicken und Fangen, Paradeschritt, Diskusschwingen.

2. Monat: Spirale, Diagonales Holzhacken, Turm von Pisa, Powerhocke, Kneten, Spiderman, Beinpass.

3. Monat: Hoch das Knie, Schleife, Jonglieren, Weltreise, Torero, Spagat.

4. Monat: Guten Morgen mit Side Twist, Rennfahrer, Huhn, Achterbahn, Einwurf, Halbmond, Pullover, Ausfallschritt mit Drehung und Kick, Schiffschaukel, Ab und auf.

Langlauf:

1. Monat: Saturn, Side Twist, Hocken und Drücken, Hula-Hoop, Paradeschritt, Guten Morgen.

2. Monat: Golfschwung, Turm von Pisa, Powerhocke, Kneten, Beinpass, Beinkehren.

3. Monat: Hoch das Knie, Atlas, Schenkel- und Schienbeintritt, Pinocchio, Torero, Spagat.

4. Monat: Guten Morgen mit Side Twist, Huhn, Einwurf, Ausfallschritt mit Drehung und Kick, Schiffschaukel, Ab und auf.

Wasserski:

1. Monat: Push it, Saturn, Hocken und Drücken, Hula-Hoop, Paradeschritt, Guten Morgen, Diskusschwingen.

2. Monat: Spirale, Diagonales Holzhacken, Turm von Pisa, Powerhocke, Kneten, Spiderman, Beinpass, Beinkehren.

3. Monat: Hoch das Knie, Football-Hocke, Atlas, Weltreise.

4. Monat: Guten Morgen mit Side Twist, Rennfahrer, Huhn, Halbmond, Pullover, Schiffschaukel, Ab und auf.

Fußball:

1. Monat: Push it, Side Twist, Schaukelstuhl, Hocken und Drücken, Hula-Hoop, Kicken und Fangen, Paradeschritt, Guten Morgen, Diskusschwingen.

2. Monat: Spirale, Push it für Profis, Diagonales Holzhacken, Golfschwung, Turm von Pisa, Powerhocke, Kneten, Spiderman, Beinpass, Beinkehren.

3. Monat: Hoch das Knie, Schleife, Football-Hocke, Atlas, Schenkel- und Schienbeintritt, Jonglieren, Weltreise, Pinocchio, Torero, Spagat.

4. Monat: Guten Morgen mit Side Twist, Rennfahrer, Huhn, Achterbahn, Einwurf, Halbmond, Pullover, Ausfallschritt mit Drehung und Kick, Schiffschaukel, Ab und auf.

Segeln, Windsurfen, Wellenreiten, Kitesurfen:

1. Monat: Push it, Saturn, Side Twist, Hocken und Drücken, Hula-Hoop, Paradeschritt, Guten Morgen, Diskusschwingen.

2. Monat: Spirale, Diagonales Holzhacken, Turm von Pisa, Kneten, Spiderman, Beinpass.

3. Monat: Hoch das Knie, Schleife, Football-Hocke, Atlas, Jonglieren, Weltreise, Torero, Spagat.

4. Monat: Guten Morgen mit Side Twist, Rennfahrer, Huhn, Halbmond, Pullover, Schiffschaukel, Ab und auf.

Schwimmen:

1. Monat: Push it, Saturn, Side Twist, Schaukelstuhl, Guten Morgen, Diskusschwingen.

2. Monat: Turm von Pisa, Powerhocke, Kneten.

3. Monat: Schleife, Atlas, Weltreise, Torero.

4. Monat: Guten Morgen mit Side Twist, Rennfahrer, Halbmond, Pullover.

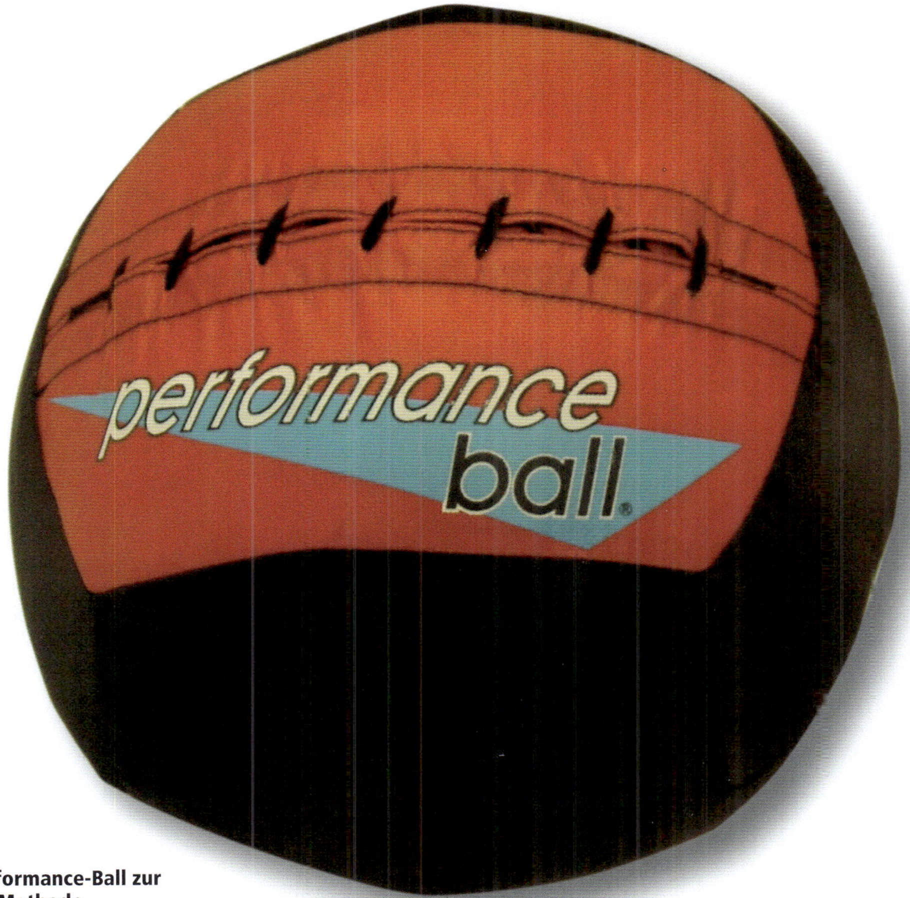

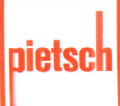

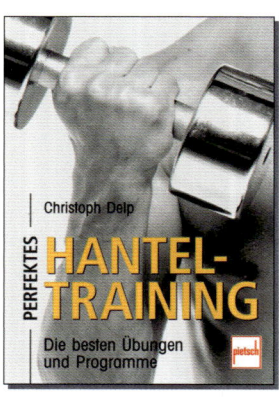
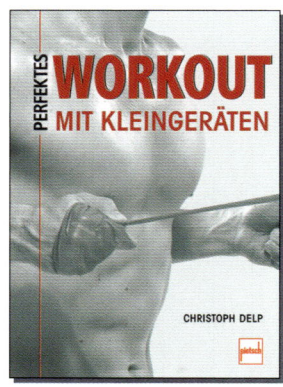
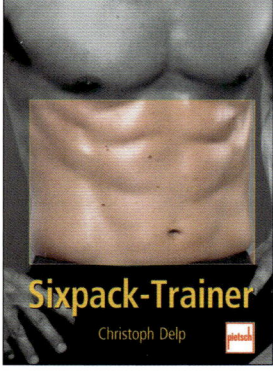
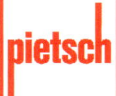